Knaur

Von Eva Hanke und Ernst Wegner sind außerdem erschienen:

Apfelessig
Honig
Teebaumöl
Zink

Über die Autoren:

Eva Hanke, geboren 1956, hat sich als Medizinjournalistin durch zahlreiche Buchveröffentlichungen und regelmäßige Beiträge für bekannte Illustrierte einen Namen gemacht. Ihr besonderes Anliegen ist es, die ganzheitliche Medizin stärker in das Bewußtsein der Öffentlichkeit zu rücken. Eva Hanke ist mit einem Arzt verheiratet und hat eine Tochter.

Ernst Wegner, geboren 1950, ist ausgebildeter Pharmakologe und hat sich nach seinem Studium und einigen Jahren Tätigkeit für große Arzneimittelkonzerne der Naturmedizin zugewandt und eine Weiterbildung zum Heilpraktiker absolviert. Als freier Berater arbeitet er heute eng mit Ärzten und Naturheilmedizinern zusammen.

Eva Hanke / Ernst Wegner

# Kava-Kava

## Natürliche Hilfe gegen Ängste

Knaur

Alle Angaben in diesem Buch beruhen auf dem aktuellen Stand von Wissenschaft und Forschung. Grundsätzlich sollten jedoch alle Befindlichkeitsstörungen mit einem Arzt besprochen werden, ehe eine Selbstbehandlung vorgenommen wird. Insbesondere muß abgeklärt werden, daß die vorliegenden Beschwerden nicht Symptome von Krankheiten sind, die dringend ärztlicher Behandlung bedürfen. Für den Erfolg bzw. die Richtigkeit der Anwendung in jedem Einzelfall können Autoren, Produzenten oder Verlag keinerlei Gewähr übernehmen.

Besuchen Sie uns im Internet:
www.droemer-knaur.de

Originalausgabe Oktober 1999

Redaktion: Diana Schaumlöffel
Konzeption und Realisation:
Livingston Media Matthias Müller-Michaelis
Mittelweg 153b, 20148 Hamburg
Umschlaggestaltung: Agentur Zero, München
Satz: Pinkuin Satz und Datentechnik, Berlin
Druck und Bindung: Ebner Ulm
Printed in Germany
ISBN 3-426-82258-X

5 4 3 2 1

# Inhalt

# Angst – das Schreckgespenst unserer Zeit

Zunehmend mehr Menschen beschleicht ganz plötzlich ein Gefühl von Angst, das sie weder sich noch anderen erklären können. Der Puls rast, man beginnt zu schwitzen, der Atem wird kurz und heftig. In schlimmen Fällen sind die Betroffenen minutenlang handlungsunfähig. Ist die Panikattacke vorbei, bleibt ein Gefühl von Unsicherheit. Bei vielen kommt auch die Frage auf: »Bin ich verrückt?«

Das Spektrum von Ängsten reicht von denen, die eine Ursache haben (Phobien, z. B. Angst vor Spinnen), über generalisierte Ängste (z. B. schwere Existenzangst) bis hin zu Zwangssyndromen (z. B. Waschzwang). Psychologen empfehlen den Betroffenen im allgemeinen Verhaltenstherapien und vermeiden den Einsatz von Psychopharmaka, solange es geht.

Die aus der Wurzel von Kava-Kava gewonnenen Tabletten, Tropfen und Kapseln werden immer beliebter. Medikamente auf der Basis von Kava-Kava haben angst- und spannungslösende Wirkung. Sie können in leichteren Fällen sogar einen Ersatz für Psychopharmaka darstellen. Das heißt jedoch nicht, daß Patienten, die unter starken Angstgefühlen leiden und auf Benzodiazepine angewiesen sind, jetzt statt dessen ein pflanzliches Mittel einnehmen können. Aber: Mit Hilfe von Kava-Kava läßt sich die Dosierung von Psychopharmaka herunterfahren. Und Kava-Kava kann helfen, wenn die Therapie mit stärkeren Psychopharmaka ausschleichend beendet werden soll.

Für den Hausgebrauch ist Kava-Kava ein geradezu geniales Mittel. So wie Johanniskraut gegen depressive Verstimmungen hilft, ist Kava-Kava bei Ängsten und Spannungszuständen die richtige Lösung. Ein weiterer Vorteil von Kava-Kava-Präparaten ist, daß sie auch bei Prüfungsängsten eingesetzt werden können. Im Gegensatz zu dem anderen pflanzlichen Angstlöser Baldrian, der müde macht, zeigt Kava-Kava diese Wirkung nicht. Ängstliche Prüflinge werden ruhiger, aber nicht müde, und ihre Konzentrationsfähigkeit bleibt unbeeinflußt.

Die psychische Heilwirkung vieler Pflanzen ist bis heute kaum erforscht. Selbst »Knüller« wie Johanniskraut, Baldrian und Kava-Kava werden erst jetzt in manche Fachbücher für Phytopharmaka aufgenommen. Das Loblied auf die Helfer aus dem Garten der Natur wird in den westlichen Industrienationen zum Teil erst seit kurzem gesungen. Die Menschen suchen in allen physischen und psychischen Bereichen immer öfter nach natürlicher, den Körper nicht belastender Hilfe.

Leider kann man den depressionshemmenden Effekt von Johanniskraut und die angstlösende Wirkung von Kava-Kava nicht direkt miteinander verbinden. Fachleute raten davon ab, beides gleichzeitig einzunehmen, weil sich gegenseitig blockierende Inhaltsstoffe aufeinandertreffen. Besser ist es also, sich zu entscheiden, ob Traurigkeit oder Angst zum vorherrschenden Gefühl geworden ist, und eines nach dem anderen zu behandeln. Baldrian und Kava-Kava lassen sich aber durchaus gleichzeitig nehmen. Ebenso ist eine Kombination von Johanniskraut und Baldrian möglich. Dieses Buch enthält auch Tips für die richtige zusätzliche Anwendung dieser anderen pflanzlichen Heilmittel zur Kava-Kava-Therapie.

Probieren Sie einfach aus, was Ihrer Seele guttut. Wir wünschen Ihnen, was viele Heilkräuter ohnehin bieten: gute Besserung ohne unerwünschte Nebenwirkungen!

Die Autoren

# Kava-Kava – Heilwissen aus der Südsee

In Polynesien, der Heimat von Kava-Kava, gibt es einen schönen Brauch: Gästen wird als Aperitif ein Aufguß der Wurzel gereicht, und diese sind dann in entspannter, fröhlicher Stimmung. Die Inselbewohner wendeten früher die Kava-Kava-Wurzel meist pur an, das heißt, sie kauten darauf herum oder kochten sie aus. Von beidem würden Mediziner heute eher abraten, denn die starke Konzentration der Inhaltsstoffe kann sogar zu Halluzinationen führen, und nach dem Kauen von Kava-Kava bleibt die Zunge für längere Zeit betäubt – ein unangenehmer Nebeneffekt, der medizinisch eigentlich keinen Sinn erfüllt. Deshalb wird hierzulande das Einnehmen der Fertigpräparate (Kapseln, Dragees, Tabletten) empfohlen.

Kava-Kava (lateinisch *Piper methysticum*) ist ein Strauch von einem bis vier Metern Höhe, der in Polynesien und Neuguinea wächst. Seine Blätter sind wechselständig und oval bis herzförmig. Die Stengel sind auffällig gegliedert. Am Blattstiel sind häufig noch Nebenblätter zu finden. Die sehr kleinen Blüten besitzen kein Hüllblatt, bilden Trauben oder Ähren und sind nur mit einem Samen ausgestattet. Der naturheilkundlich interessante Teil der Pflanze aber ist ihre Wurzel. Diese ist riesig und wiegt zwischen zwei und zehn Kilogramm. Aus der Kava-Kava-Wurzel werden die wirksamen Inhaltsstoffe zur weiteren Verarbeitung gewonnen.

Nachgewiesen ist beim Menschen die anxiolytische, also angstlösende Wirkung des Wurzelextrakts. In Tierexperimenten wurden außerdem noch narkoseverstärkende, sedierende (beruhigende), antikonvulsive (krampfverhindernde), spasmolytische (krampflösende) und muskelrelaxierende (muskelentspannende) Wirkungen nachgewiesen. Vorsicht: Barbiturate,

Alkohol und Psychopharmaka können die Wirkung von Kava-Kava verstärken!

## Die Geschichte von Kava-Kava

Einer der ersten Europäer, die Kontakt mit Kava-Kava hatten, war der Botaniker Johann Georg Forster. Er begleitete 1772 bis 1775 Kapitän James Cook auf seiner zweiten Forschungsreise in die Südsee. Forster beobachtete, daß die Inselbewohner die Wurzel eines Pfefferstrauchs kauten, sie dann ins Wasser spuckten und einen Tee daraus kochten. Weniger abstoßend wirkte auf den Naturforscher der Brauch, Wurzel- und Stengelteile zwischen Steinen zu zerreiben und dann mit kaltem Wasser zu vermischen, abzuseihen und schnell zu trinken.
Forster erforschte den Sinn dieses Rituals und erfuhr, daß das gemeinschaftliche Kava-Kava-Trinken als Zeichen von Friedfertigkeit und Freundschaft galt – ähnlich wie bei den Indianern das Rauchen der Friedenspfeife. Heute weiß man, daß Menschen unter dem Einfluß von Kava-Kava tatsächlich entspannter und somit friedfertiger sind.
Lange Zeit war die heilige, hochverehrte Pflanze Kava-Kava auf den Südseeinseln ein beliebtes Tauschobjekt und eine Art Währung der Inselbewohner. Auch bei religiösen Riten durfte Kava-Kava nicht fehlen. Die Ureinwohner hatten zwei legendäre Erklärungen für die Herkunft der Wurzel: Die Götter haben sie gesandt, oder/und sie wächst aus den Gräbern geliebter Menschen.
Die medizinische Wirkung der Pflanze kannten die Inselbewohner natürlich auch. Sie wandten sie bei Schlafstörungen, Menstruationsproblemen, Kopfschmerzen und sogar (aber sicher nicht sehr erfolgreich) gegen die Geschlechtskrankheit

Gonorrhöe (Tripper) an. Schwangere Frauen tranken Kava-Kava, um für eine komplikationsfreie Geburt vorzusorgen. Eine Anwendung während der Schwangerschaft und Stillzeit wird allerdings heute abgelehnt, weil es noch keine wissenschaftlichen Untersuchungen dazu gibt, welche Auswirkungen Kava-Kava auf das ungeborene Leben haben kann.
Im 18. und 19. Jahrhundert besuchten viele Amerikaner und Europäer die Südseeinseln. Dabei blieb ihnen die Benutzung von Kava-Kava nicht verborgen. Doch man war in jeder Hinsicht skeptisch. Erstens sah die übliche Anwendung nicht sehr appetitlich aus. Zweitens standen die Missionare grundsätzlich der Medizin der Ureinwohner kritisch gegenüber, weil sie befürchteten, daß ihnen die künftigen Bekehrten eventuell aus der Hand geraten könnten. Ein Missionar, der im 19. Jahrhundert auf den Südseeinseln lebte, bezeichnete Kava-Kava-Nutzer als »eher dämonenähnlich«. Menschliche Züge wollte er an ihnen nicht mehr erkennen. Eine These, die der ganzen späteren Forschung widersprechen sollte und wohl ohne weiteres als Zweckpessimismus bezeichnet werden kann.
Ganz anders sah das ein Biologe namens Lewis Lewin, der 1927 einen ersten wissenschaftlichen Bericht über Kava-Kava verfaßte. Er stellte fest, daß die Wurzelbestandteile dieser Pflanze in geringer Dosis stimulierend wirken und Müdigkeit verscheuchen. In höheren Dosen habe Kava-Kava eine beruhigende Wirkung. Der Kava-Kava-Pionier verglich die Wirkung der Heilpflanze mit der von Alkohol und befand sie positiv: Kava-Kava-Trinker würden nie zur Streitsucht neigen.
Erst in den 60er Jahren unseres Jahrhunderts beschäftigte man sich ernsthaft mit *Piper methysticum* und seiner Wurzel (lateinisch *rhizoma*). Die Inhaltsstoffe wie Kavapyrone und Kavain wurden endlich analysiert. Man führte Studien über die Wirkungen durch. 1990 beschäftigten sich dann auch das Bundes-

gesundheitsamt und seine Arzneimittel-Kommission mit Kava-Kava. Die Ergebnisse wurden in der Standardisierung des Kava-Kava-Wurzelstocks zusammengefaßt. Demnach sind die Anwendungsgebiete nervöse Angst-, Spannungs- und Unruhezustände. Die Wirkung von Kava-Kava – und das mußte vorher zweifelsfrei nachgewiesen werden – ist anxiolytisch.

*Kurzübersicht: Die Geschichte von Kava-Kava*

- Die ursprüngliche Heimat der Pflanze ist Polynesien und Neuguinea. Sie findet jedoch auf allen Südseeinseln religiöse, kulturelle und naturmedizinische Anwendung.
- 1773: Erste Berichte über Kava-Kava von Johann Georg Forster.
- 1927: Lewis Lewin stellt Kava-Kava als Naturheilmittel vor.
- 1960: Weltweit beginnt man die Wurzel näher zu untersuchen.
- 1990: Das Bundesgesundheitsministerium der Bundesrepublik Deutschland standardisiert den Kava-Kava-Wurzelstock und erteilt die Verordnungserlaubnis.

## Die Inhaltsstoffe und ihre Wirkungsvielfalt

Woran es liegt, daß Kava-Kava angstlösend wirkt, ist noch nicht vollständig geklärt. Man nimmt an, daß diese Wirkung mit den besonders in den Wurzeln enthaltenen Kavapyronen zu tun hat. Wie sich die genau auf das Gehirn auswirken und warum der Mensch sich bei der Einnahme von Kavapyronen entspannt, steht aber noch nicht fest.

### Schmerzhemmendes Kavain

Einen anderen Effekt von Kava-Kava hat man im Universitätsklinikum von Ulm untersucht. Der Versuch, der am Institut für Naturheilkunde unter Leitung von Dr. Johannes Gleitz durchgeführt wurde, könnte eine bahnbrechende Entdeckung zur Folge haben.

Bei der Untersuchung erforschte man einen weiteren Wirkstoff der Kava-Kava-Wurzel, das Kavain. Die Wissenschaftler isolierten dazu aus dem Gehirn einer Ratte die Nervenstränge, welche für die Übertragung von Reizen, beispielsweise Schmerz, zuständig sind, und legten sie in einer speziellen Lösung aus.

Nervenzellen sind durch Synapsen miteinander verbunden. Auf diese Weise werden elektrische Signale in chemische umgesetzt. Botenstoffe, wie Serotonin oder Glutamat, geben die Informationen dann weiter. Ob Glutamat ausgeschüttet wird, hängt davon ab, wie sich die elektrische Spannung der Zelle verändert. Für diese Spannungsänderung sind Ionen zuständig, die in die Zelle strömen.

In der Versuchslösung des Labors konnten die Forscher diesen Vorgang messen. Dr. Gleitz und seine Mitarbeiter fanden heraus, daß Kavain Ionen den Eintritt in die Zelle verwehrt. Damit verändert sich das Spannungsfeld nicht. Die Zelle schüttet kein Glutamat aus, und die Information wie beispielsweise »Schmerzempfinden« wird nicht weitergeleitet. Auf diese Weise wirkt Kava-Kava auch schmerzhemmend.
Dahinter steckt aber unter Umständen eine noch viel bessere Nachricht. Bei einem Gehirnschlag wird im betroffenen Gehirnbereich so viel Glutamat ausgeschüttet, daß die Nervenzellen zerstört werden. Wenn das Kavain der Kava-Kava nun die Produktion von Glutamat stoppen könnte, wäre dieser krankhafte Prozeß im Gehirn einzudämmen, und das drohende Zellsterben nach einem Hirninfarkt könnte verhindert werden.

## Angstlösende Kavapyrone

Die beruhigende, angstlösende und muskelentspannende Wirkung von Kava-Kava beruht nach dem bisherigen Forschungsstand höchstwahrscheinlich auf den Kavapyronen.
Diese wiederum werden unterteilt in Enolide (Kavain, Dihydrokavain, Methysticin, Dihydromethysticin) und Dienolide (Desmethoxyangonin, Yangonin). Die Wirkung der Kavapyrone – auch das hat man schon herausgefunden – geht von dem Gleichgewicht von Enoliden und Dienoliden aus.
Heute weiß man, daß Johanniskraut oder, um genauer zu sein, der darin enthaltene Wirkstoff Hypericin direkt an Gehirnrezeptoren (Empfängerstellen der Nerven) andockt und dort für die Vertreibung von schlechter Laune sowie Depressionen sorgt. Warum die Kavapyrone aber Angstgefühle dämmen können, ist nach wie vor unklar. Etliche Studien haben ledig-

lich nachgewiesen, daß es funktioniert und gegen viele psychische Probleme und in schwierigen Lebensphasen (Pubertät, Wechseljahre) angewendet werden kann.

**Dosierungsmenge und Wirkung der Kavapyrone**
Im folgenden wird bei der Dosierung von Kava-Kava immer die Menge an Kavapyronen angegeben, die angewendet werden soll. Die erhebliche Spanne in den Angaben läßt sich einfach erklären. Die Wirkung der Kavapyrone hängt von der Dosierung ab. Bei Kindern und Teenies sollte gering dosiert werden, denn auch ein Naturheilmittel stellt einen Eingriff in den normalen Stoffwechsel dar.

| **Dosierungsstärke** | **Wirkung** |
|---|---|
| gering (um die 120 mg am Tag) | emotional entspannend, beruhigend |
| etwas höher (bis zu 150 mg am Tag) | angstlösend, beruhigend, schlaffördernd |
| noch höher (bis 180 mg am Tag) | krampflösend, stark muskelentspannend |
| hoch (bis 240 mg am Tag) | hochgradig schlaffördernd, ohne Kater am nächsten Tag |
| sehr hoch (bis 280 mg am Tag), unüblich! | betäubend, sedierend, keine Muskelkontrolle mehr |

Das heißt, Kava-Kava kann bei leichten Angstzuständen und geringfügigem Unwohlsein niedrig, bei starken psychischen Angstproblemen hoch dosiert werden. Kava-Kava ist aber in schwereren Fällen wirklich nur ein anfängliches Hilfsmittel

und sollte durch eine Psychotherapie sowie stärkere Medikamente (z. B. Benzodiazepine) ergänzt werden.
Der Vorteil von Kava-Kava liegt auf der Hand: Es ist wirkungsvoll und hat keine starken Nebenwirkungen, vor allem aber macht es nicht abhängig. Und genau das passiert fast immer, wenn Psychopharmaka ins Spiel kommen: Die Patienten werden süchtig, verlieren das Selbstbewußtsein, ihre Probleme und ihr Leben ohne die Mittel in den Griff zu bekommen. Kava-Kava kann problemlos und ohne daß Entzugserscheinungen auftreten, abgesetzt werden, wenn die Symptomatik vorüber ist.

*Kurzübersicht: Wirkung der Inhaltsstoffe*

- Kavapyrone heißen die in Kava-Kava enthaltenen Angstlöser.
- Enolide und Dienolide sind zwei Gruppen von Pyronen, die im richtigen Verhältnis zueinander stehen müssen, was in Kava-Kava-Produkten der Fall ist.
- Kavain gehört zu den Enoliden und wirkt lokal betäubend (z. B. im Mund beim Kauen der Wurzel).
- Die Wirkung von Kava-Kava ist abhängig vom Gehalt an Kavapyronen.

# Gegenanzeigen – Vorsicht, Allergien!

Bei schweren Angststörungen oder Depressionen ist es mit einem Naturheilmittel wie Kava-Kava nicht mehr getan. Liegen endogen-psychotische Depressionen vor, darf Kava-Kava nicht angewendet werden. Seine stimulierende Wirkung könnte in diesen Kranken womöglich die Energien wecken, etwas zu tun, worüber sie bisher nur nachdachten, aber wofür sie die Kraft nicht hatten: ihrem Leben ein Ende zu setzen.
Auch deshalb ist es sinnvoll, bei allem, was nach mehr als einer depressiven Verstimmung aussieht, mit einem Arzt zu sprechen. Geben Sie einem Fachmann die Chance, herauszufinden, was Ihnen fehlt. Er wird dann die richtige Behandlung einleiten. Selbstverständlich können Sie ihn dabei auf Kava-Kava hinweisen und darum bitten, falls möglich, erst einmal mit natürlichen Mitteln behandelt zu werden.
Auch wenn sich Haut und Hautanhangsgebilde gelblich verfärben, sollte man von einer weiteren Einnahme absehen oder zumindest noch einmal mit dem Arzt sprechen, denn es handelt sich höchstwahrscheinlich um eine allergische Reaktion. Das kann aber auch passieren, wenn Kava-Kava überdosiert wird. Empfehlenswert sind 120 bis 240 Milligramm pro Tag. Wobei für Jugendliche und vor allem für Kinder der untere Wert als Grenzwert angesehen werden sollte.
Wegen möglicherweise auftretender Pupillenerweiterungen, Störungen des Augenbewegungs-Gleichgewichts und der Sehschärfe-Anpassung weist das Bundesgesundheitsamt in seiner Standardisierung von Kava-Kava darauf hin, daß die Einnahme von Kava-Kava die Reaktionsfähigkeit an Maschinen oder im Straßenverkehr beeinflussen kann. In wissenschaftlichen Untersuchungen ist aber eine definitive Fahruntüchtigkeit

nach Kava-Kava-Einnahme nie nachgewiesen worden. Nur zur Sicherheit: Wer merkt, daß er Probleme beim Sehen hat (und wenn es nur bedeutet, daß die Augen bei Einnahme der Wurzelpräparate schneller ermüden als üblich), sollte für die Behandlungsdauer besser auf das Auto verzichten und sich lieber in öffentlichen Verkehrsmitteln bewegen.

*Kurzübersicht: Warnhinweise*

- Kava-Kava sollte nicht in der Schwangerschaft und Stillzeit angewendet werden.
- Bei endogen-psychotischen Depressionen ist dringend von einer Einnahme abzuraten.
- Babys und Kleinkinder dürfen Kava-Kava nicht einnehmen.
- Wenn Nebenwirkungen wie Hautverfärbungen auftreten, suchen Sie bitte noch einmal den Arzt auf.

# Kava-Kava und andere Psycho-Helfer aus dem Garten der Natur

Kava-Kava, Johanniskraut und Baldrian sind nicht die einzigen, aber die bekanntesten Psycho-Helfer auf Pflanzenbasis. Während man Kava-Kava und Johanniskraut nicht mischen sollte, läßt sich beispielsweise Baldrian ohne weiteres mit den beiden anderen kombinieren.

Wer mit Heilkräutern arbeiten möchte, sollte sie am besten selbst ziehen. Das ist auch nicht besonders schwer, die meisten Samen sind in jedem Gartencenter erhältlich. Wer die im folgenden aufgeführten Heilpflanzen im Garten oder in Pflanzschalen auf dem Balkon eigenhändig züchtet, garantiert auch den schonendsten Anbau. Bei gesammelten Kräutern, die häufig in der Nähe von Feldern wachsen, weiß man nämlich nie, wieviel Dünger und Pflanzenschutzmittel der betreffende Bauer ausgeschüttet hat, und am Wegrand können pinkelnde Hunde sowie Autoabgase die Qualität deutlich beeinträchtigen. Einige der im folgenden aufgeführten Kräuter lassen sich auch getrocknet verwenden (z. B. Johanniskraut); andere verlieren durch das Trocknen ihre ätherischen Öle (z. B. Borretsch), die aber eine Menge zur medizinischen Wirksamkeit beitragen.

Generell gilt: Heilpflanzen sind keine Akutmaßnahme, mit der man eine sofortige Wirkung erzielt. Sie müssen immer über einen längeren Zeitraum (meistens sechs Wochen) täglich genommen werden. Erste Besserungen sollten sich nach etwa ein bis zwei Wochen zeigen. Geschieht das nicht, hat man vielleicht einfach das falsche Mittel erwischt. Eine kurzfristige Erstverschlimmerung sollte niemanden irritieren. Nur bei Erscheinungen, welche die ganze Zeit andauern, muß man davon ausgehen, daß es sich um eine allergische Reaktion handelt, und die Behandlung mit diesem Mittel aufgeben. Kein Heilkraut sollte pausenlos eingenommen werden, weil es dann an Wirkung verliert. Besser ist die Anwendung in Intervallen, bei denen die Einnahmeperiode genauso lange dauert wie die Zeit ohne das entsprechende Heilmittel.

## Baldrian, Johanniskraut, Melisse & Co.

**Baldrianwurzel** (*Valerianae radix*) gilt als eines der ältesten Hausmittel bei nervöser Erschöpfung, Schlaflosigkeit, durch Nervosität bedingten Magen-Darm-Beschwerden und allgemeiner Unruhe. Dieser Pflanze wird aber eine etwas ermüdende Wirkung nachgesagt. Sie ist also am besten für die Anwendung vor dem Schlafengehen geeignet. Bei Prüfungsängsten wäre eher eine Kava-Kava-Kur empfehlenswert.

**Basilikum** (*Basilici herba*) ist, frisch auf Tomate und Mozzarella mit gutem Essig (Aceito Balsamico) und pflanzlichem Öl (Olivenöl extra vergine, erste Pressung) übergossen, eine sehr gesunde Mahlzeit mit wunderbarem Nebeneffekt: Das grüne Kraut hilft nämlich auch noch beim Einschlafen und bekämpft leichte Angststörungen. Noch wirksamer ist der Tee aus frischen Basilikumblättern (eineinhalb Teelöffel auf eine Tasse kochendes Wasser). Der Tee muß zehn Minuten ziehen und wird zum Einschlafen am besten abends getrunken.

**Borretsch** (*Borago officinalis*) ist nicht nur als Gewürz in Salaten, Quark und Eierspeisen köstlich. Er hat auch noch eine ganz ausgezeichnete medizinische Wirkung. Ein Aufguß aus den Blüten und Blättern (bitte immer frisch, der getrocknete Borretsch enthält zuwenig ätherische Öle), den man zehn Minuten ziehen läßt, stärkt das Herz und hilft gegen Depressionen, weil er die Adrenalindrüsen anregt. Borretsch ist also ein regelrechter Muntermacher.

**Ceylonesischer Zimt** (*Cinnamomi zeylanici cortex*) ist der wirksamste und berühmteste Zimt. Es gibt allerdings auch in China und Indien Zimtrinde, doch diese Sorten sind außerhalb in ihrer Heimat weniger verbreitet. In Sri Lanka wird alle zwei Jahre die innere Rinde der jungen Triebe vom immergrünen Zimtbaum geerntet, getrocknet, in Stücke geteilt, verpackt und in alle Welt verschickt. Quasi nebenbei wird durch Destillation das Zimtöl gewonnen, dem man besonders gute Wirkung bei Menschen mit schlechtem Nervenkostüm nachsagt. So behauptete ein Hamburger Apotheker, der seit zwei Jahren in der Weihnachtszeit Zimtöl auf einer Aromalampe verduften läßt, daß seine Kunden seitdem trotz vorweihnachtlichem Einkaufsstreß viel freundlicher seien.

**Dillsamen** (*Anethum graveolens L.*) sollte in der Apotheke gekauft werden. Einen gehäuften Teelöffel davon zerstößt man im Mörser und übergießt das Ganze mit einer Tasse kochendem Wasser. Zehn Minuten ziehen lassen. Der Teeaufguß wirkt beruhigend sowie schlaffördernd und wird am besten eine halbe Stunde vor dem Schlafengehen getrunken.

**Hopfen** (*Humulus lupulus L.*) wirkt ähnlich wie Baldrian. Er wird in Dragees, Tabletten und Kapseln auch häufig mit Baldrian kombiniert. Der Grundstoff zum Bierbrauen hilft ebenfalls bei Unruhe, Erregbarkeit, nervösen Einschlafstörungen und Spannungszuständen. Beide Pflanzen kann man aber auch als Tee zubereiten. Der Geschmack ist nur nicht so besonders angenehm; deshalb werden Baldrian und Hopfen eher in Tablettenform verabreicht.

**Johanniskraut** (*Hypericum perforatum L.*) ist ein natürliches Nervenstärkungsmittel erster Güte. Die im Kraut enthaltenen Flavonoide Quercitrin und Quercetin erhalten den Serotoninspiegel aufrecht. Und das wiederum hat eine entspannende, sogar glücklich machende Wirkung auf die menschliche Psyche. Johanniskraut beruhigt, ohne dem Patienten das Interesse an seiner Umwelt zu nehmen. Ein bißchen Geduld muß man allerdings aufbringen, denn ebenso wie Depressionen eine ganze Zeit brauchen, sich zu entwickeln, benötigt Johanniskraut ein paar Wochen, bis es seine beruhigende und gleichzeitig stimmungsaufhellende Wirkung zeigt. Sechs Wochen lang sollte man jeweils morgens und abends eine Tasse Johanniskrauttee trinken. Notfalls können auch Kapseln mit Johanniskrautpulver schnelle Linderung bringen. Achten Sie jedoch darauf, nie mehr als ein Milligramm Gesamthypericin pro Tag einzunehmen. Mit Johanniskrautkapseln läßt sich beispielsweise die Therapie auch bequem im Urlaub weiterführen, wo die Gelegenheit zum Teekochen ja nicht immer gegeben ist.

**Klatschmohn** (*Rhoeados flos*) stand früher oft an Wegrändern und Feldeinfassungen. Inzwischen wurde er als »Unkraut« ebenso verbannt wie die schöne dunkelblaue Kornblume.
Vom Klatschmohn verwendet man die Blütenblätter. Sie können ebenfalls als Tee aufgebrüht werden und haben sich als Beruhigungsmittel bewährt. Zwei Teelöffel der Blätter werden mit einer Tasse kochendem Wasser übergossen. Abgeseiht wird nach zehn Minuten.

**Lavendel** (*Lavandulae flos*) wird insbesondere in Südfrankreich auf riesigen Feldern angebaut. Das aus den Blüten destillierte Öl dient dort vor allem der Herstellung von Parfüm. Man kann Lavendelblüten jedoch auch als Tee kochen. Dazu wird ein gehäufter Teelöffel Lavendelblüten mit 250 Milliliter kochendem Wasser überbrüht. Dann läßt man den Aufguß fünf Minuten ziehen und seiht ihn anschließend ab. Lavendeltee hat eine beruhigende, schlaffördernde Wirkung und ist am besten abends zu trinken. In der Aromatherapie werden Lavendel- und Zimtöl gegen Unruhe, nervöses Herzklopfen und Schlaflosigkeit empfohlen. Sie können diese Öle in die Aromalampe oder ins Badewasser geben. Die Wirkung bleibt die gleiche: Lavendel- und Zimtöl beruhigen auf angenehme Weise und machen dabei nicht müde.

**Majoran** (*Origanum majorana L.*) als Tee stärkt die Nerven. Es klingt merkwürdig, ein Gewürz, das wir bisher eher von der Leberwurst kannten, medizinisch einzusetzen, wirkt aber. Majoran wird kurz vor der Blüte gepflückt, dann zu Sträußen gebunden und kopfüber hängend an der Leine getrocknet. Für den Tee nimmt man eineinhalb Teelöffel des gerebelten Krauts und übergießt es mit einer Tasse kochendem Wasser. Dann läßt man das Ganze zugedeckt zehn Minuten ziehen. Dieser Tee ist weniger zum Einschlafen als vielmehr zur Beruhigung gedacht und kann also auch tagsüber getrunken werden.

**Melisse** (*Melissae folium*) ist auch ein altbewährtes Beruhigungsmittel. Man verwendet die Blätter als Tee oder gibt sie in die Badewanne (vorher aus einem Liter kochendem Wasser und zwei Eßlöffeln Melissenblätter einen Sud herstellen, der nach fünf Minuten Ziehen ins Badewasser abgeseiht wird). Oder man ersteht einen käuflichen Badezusatz. Es gibt jedenfalls keinen guten Grund, Melissenblätterextrakt mit fast 80prozentigem Alkohol als Melissengeist einzunehmen. Im Gegenteil, in dieser Form gilt die Melisse als eine relativ teure Art des »Hausfrauen-Suffs«. Melissenblättertee ist volksheilkundlich mindestens genauso wirksam, belastet die Leber nicht und ist auch für Alkoholiker geeignet. Für den Tee werden zwei Teelöffel Melissenblätter mit einer Tasse kochendem Wasser übergossen und nach zehn Minuten abgeseiht.

**Monarde** (*Monarda didyma L.*), auch Goldmelisse genannt, ist eine Blume mit feuerroten Blüten, die es in zwei Varianten gibt: als schöne, aber unwirksame Zierpflanze und in ihrer Naturform, deren Blätter medizinisch einsetzbar sind. Monarde hat beruhigende und schlaffördernde Wirkung. Die Blätter werden kurz vor der Blüte geerntet, dann auf Papier oder Geschirrtüchern ausgelegt und getrocknet. Für eine Tasse kochendes Wasser werden eineinhalb Teelöffel Kraut verwendet. Nach sieben Minuten ist der Tee fertig. Er ähnelt im Geschmack der Minze und ist im Sommer auch als kaltes Getränk sehr lecker. In jedem Fall macht Monardentee angenehm müde.

**Passionsblume** (*Passiflora incarnata L.*) ist eine exotische Schlingpflanze, deren Heimatländer Mexiko, Peru und Südamerika sind. Christen gaben der Pflanze diesen ungewöhnlichen Namen, weil sie meinten, die Ranken hätten mit der Geißel, die Blätter mit der Lanze, die Fruchtknoten mit dem Kelch, der rotviolette Fadenkranz der Blüte mit der Dornenkrone und die drei Narben mit den Nägeln der Kreuzigung Christi Ähnlichkeit. Nach Europa gelangte die Passionsblume im 18. Jahrhundert. Medizinisch am wirksamsten sind Fertigpräparate. Der Tee hat nur eine leicht beruhigende Wirkung.

Medikamente auf der Basis von Passionsblume werden gegen Nervosität, Schlaflosigkeit, Angststörungen und Depressionen eingesetzt.

**Quendel** (*Serpylli herba*) ist in Herkunft, Geruch und Geschmack dem Thymian ähnlich und wird auch Feldthymian genannt. Ursprünglich kommt diese Pflanze aus dem süd- und mitteleuropäischen Raum. Sie bevorzugt zum Wachsen trokkene, sonnige Standorte mit kalkhaltigen Böden. Quendel stärkt schwache Nerven. Für einen Tee übergießt man ein bis zwei Teelöffel Quendelkraut mit einem viertel Liter kochendem Wasser, zehn Minuten ziehen lassen und danach abseihen.

**Salbei** (*Salvia officinalis L.*) wirkt anregend bei Depressionen und gleichzeitig schweißhemmend bei nächtlichen Hitzewallungen (z. B. während der Wechseljahre) oder starker Nervosität. Der Gartensalbei (ohnehin wirksamer als der Wiesensalbei) kann getrocknet oder frisch verwendet werden. Man nimmt zwei bis drei Blätter auf eine Tasse kochendes Wasser und läßt das Ganze abgedeckt fünf Minuten lang ziehen.

**Schwarze Holunderbeeren** (*Sambuci fructus*) werden gegen Winterdepressionen empfohlen. Ihr hoher Vitamin-C-Gehalt stärkt die Abwehrkräfte und macht munter. Wissenschaftler streiten darüber, ob es so etwas wie eine an eine Jahreszeit gebundene Depression gibt. Manche bezweifeln dies. Andere wiederum meinen, der menschliche Körper sei im Winter häufig einem Mineral-, Vitamin- und Lichtmangel ausgesetzt, der körperliche Folgen habe. Diese körperliche Symptomatik könne wiederum eine psychische, die mit Traurigkeit, Antriebsschwäche und allgemeiner Unlust verbunden sei, auslösen.

Bekämpfen kann man diese Gefühle auch mit Hilfe von Holunderbeerentee. Dazu einen Eßlöffel getrocknete Holunderbeeren (entweder selbst getrocknet oder in der Apotheke gekauft) mit einer Tasse kochendem Wasser übergießen, zugedeckt etwa 15 Minuten lang ziehen lassen. Der vitalisierende Effekt kann durch die Zugabe eines Teelöffels Honig noch verstärkt werden.

**Waldmeister** (*Galium odoratum*) hilft gegen Schlaflosigkeit und bei nervöser Anspannung. Am wirkungsvollsten ist der Kaltauszug aus getrockneten Kräutern. Dazu werden zwei Teelöffel getrockneter Waldmeister mit einer Tasse Wasser angesetzt und acht Stunden lang stehengelassen. Dann abseihen und trinken. Insgesamt sollten am Tag nicht mehr als zwei Tassen dieses Kaltauszugs getrunken werden, denn Waldmeister hat in hoher Konzentration unangenehme Nebenwirkungen wie Kopfschmerzen, Schwindel und Müdigkeit.

# Anwendungsgebiete von Kava-Kava

## Angst und Angstkrankheiten

Angst gehört zu den gesunden, menschlichen Urinstinkten und dient eigentlich einem guten Zweck, nämlich dem rechtzeitigen Selbstschutz in gefährlichen Situationen. Schon dem Steinzeitmenschen rettete sie oftmals das Leben. Bei drohender Gefahr wurde Angst ausgelöst und damit ein Fluchtinstinkt. Bevor der Bär noch die Höhle verließ, war der Neandertaler schon außer Reichweite. Menschen, die Angst gar nicht kennen, gelten nur in Hollywood als mutige Helden. Für Psychologen sind sie genauso krank wie Menschen, deren ganzes Leben nur noch von diesem einen Gefühl der Angst beherrscht wird. Zehn Prozent der Deutschen leiden unter Angstkrankheiten. Wann macht Angst krank, ist sie krankhaft? Wer seine Angst im Griff hat, kann nur mit Schwierigkeiten nachvollziehen, daß es Menschen gibt, die jede Lebensfreude, jeglichen Außenkontakt, ihren Job, oftmals auch die Ehe oder Partnerschaft eingebüßt haben – nur weil sie vor lauter Angst (in diesem Fall oft Agoraphobie) die Kontrolle über ihr Leben verloren haben. Denn mit einem Menschen umzugehen, der – oft über Jahre – nicht in der Lage ist, das Haus zu verlassen, kann unerträglich werden.

Ob genetisch bedingt oder durch die Sozialisation begründet: Fest steht, daß Frauen drei- bis viermal häufiger angstkrank werden als Männer. Doch die Fachwelt ist sich auch darüber im klaren, daß die Dunkelziffer unter krankhafter Angst leidender Männer ungeheuer hoch ist. Denn in einem »echten Männerleben« kommt der Begriff Angst nur dann vor, wenn sie ein anderer einem selbst gegenüber empfunden hat (in der

Art von »da hat der aber ganz schön Angst vor mir bekommen«). Schwächen, Gefühle, Ängste preiszugeben, das fällt auch heute – knapp vor der Jahrtausendwende – noch vielen Männern schwer. Sich mit Angststörungen in die Behandlung eines Psychotherapeuten zu begeben verlangt aber noch wesentlich mehr Mut, als einfach einmal zuzugeben, daß man Angst hat.

Wer sich jedoch nicht traut, um Hilfe zu bitten, bleibt seinen Gefühlen ausgeliefert, leidet im stillen. Übelkeit, Schwindel, Brustschmerzen, Herzrasen, schneller Puls, Beklemmungen, das Gefühl, keine Luft mehr zu bekommen, Alpträume, Schlafstörungen werden aber auch dann nicht alltäglich, wenn sie jeden Tag bzw. jede Nacht auftreten.

Unter einer Angststörung leiden:

- Menschen, die ohne jeden Anlaß in Panik geraten
- Menschen, die bestimmten Phobien (z. B. Angst vor Spinnen) hilflos ausgeliefert sind
- Menschen, die zwar unter körperlichen Symptomen, wie beispielsweise Herzrasen, leiden, für die eine organische Erkrankung aber nicht die Ursache ist (Stichwort: Psychosomatik)
- Menschen, die in keiner realen Gefahr sind, aber z. B. Krankheiten, offene Plätze oder geschlossene Räume fürchten
- Menschen, die zwar berechtigte Angst vor beruflichen, existentiellen oder finanziellen Nöten haben, bei denen diese Angst aber überhand nimmt und sie handlungsunfähig macht

Das heißt, aus Angst wird eine Störung oder Krankheit, wenn sie nicht mehr beherrscht werden kann, sondern über den Menschen Macht gewinnt. Das kann in krassen Fällen dazu führen, daß jemand seine Wohnung nicht mehr verläßt, seine Sozialkontakte verliert, womöglich anfängt, Wahnvorstellungen zu entwickeln (Stichwort: Paranoia, z. B. Verfolgungswahn).

Psychologen unterscheiden Angststörungen nach folgendem Schema:

- Panikstörungen, plötzlich auftretende Attacken mit starken körperlichen Symptomen
- generalisierte Angsterkrankungen, die dadurch gekennzeichnet sind, daß sie mit übertriebener Besorgnis einhergehen, lange anhalten und in übersteigertem Maße auftreten
- Phobien, Angst vor bestimmten Objekten (einfache Phobien) oder Situationen im menschlichen Miteinander (soziale Phobien)

**Panikstörungen**

Ein gutes Beispiel für diese Art von Angstkrankheit sind Männer mittleren Alters, die plötzliche eine Herzphobie entwikkeln. Die körperlichen Symptome sind ausgeprägt: Herzrasen, Zittern, Atemnot, Beklemmungsgefühle, sogar Brustschmerzen. Für die Betroffenen ist alles klar: Sie stehen kurz vor einem Herzinfarkt, wie ihn der Freund, Kollege, Bekannte, Nachbar, Bruder oder Cousin gerade erlitten hat. Tatsächlich läßt sich diese Angststörung fast immer auf einen Zwischenfall mit dem Herzen oder gar Herztod im persönlichen Umfeld erklären.

Solche Panikattacken (per Definition: kehren wieder, lassen sich nicht an bestimmten Situationen oder Objekten festmachen) bergen aber noch eine große Gefahr: die Angst vor der Angst. Wer einmal eine solche Panikattacke mit kalten Schweißausbrüchen erlebt hat, fürchtet sich fast zwangsläufig

vor der nächsten – und beschwört sie schon damit erneut herauf. Ein Teufelskreis, aus dem kaum ein Medikament, sondern nur eine Psychotherapie heraushelfen kann.
Die Dauer einer solchen Attacke schwankt zwischen zwei, drei Minuten und einigen Stunden. In den meisten Fällen ist aber nach 20 bis 30 Minuten der Spuk vorbei. Was bleibt, sind Erschöpfung, Ratlosigkeit und die Angst vor der nächsten Attakke, mehr und mehr Isolation, denn »das muß ja niemand mitkriegen«, und immer wieder die Fragen: Warum empfinde ich solche Angst? Warum habe ich mich nicht unter Kontrolle? Bin ich verrückt?

**Generalisierte Angststörungen**

Hierbei handelt es sich immer um lang andauernde Ängste, die nicht auf bestimmte Objekte oder Situationen fixiert sind. Im Grunde überwiegt die Angst alles andere und kann nur kurzfristig durch Ablenkung oder Distanz aus dem Leben verbannt werden.
Typische Symptome sind:

- ständige Anspannung, die sich auch durch Zittern, Ruhelosigkeit und Muskelanspannung bemerkbar macht
- nicht zu unterdrückende Übererregbarkeit, die sich in Schwindel, Mundtrockenheit, Beklemmungsgefühlen und Schweißausbrüchen manifestiert
- erhöhte Wachsamkeit, übermäßige Aufmerksamkeit, woraus z. B. folgende körperliche Reaktionen resultieren: Verspannungen, Schreckhaftigkeit, Reizbarkeit, Ein- und Durchschlafstörungen

**Phobien**

Diese Art Angststörungen beziehen sich fast immer auf konkrete Situationen oder Objekte (z. B. Spinnen). Dennoch sind

Phobien auch nicht realer als die anderen Ängste, denn faktisch kann beispielsweise eine Spinne einem Menschen überhaupt nichts Schlimmes tun und schon gar nicht sein Leben gefährden (auch nach dem Biß einer Vogelspinne hat man nur hohes Fieber, Kopfschmerzen und Übelkeit, außerdem gibt es sie in unseren Breitengraden gar nicht). Phobien sind auf zwei Arten zu behandeln. Entweder man meidet das angstauslösende Erlebnis (tötet z. B. Spinnen, wenn sie auftauchen, oder bittet jemanden, es zu tun), oder man stellt sich im Rahmen einer oft nur ein Wochenende dauernden Therapie seiner Angst, wenn man mit dem »Vermeiden« nicht mehr leben kann oder will (z. B. damit Kinder die Phobien nicht »vererbt« bekommen). Dabei wird man erst theoretisch, dann praktisch mit dem Angstauslöser konfrontiert.

*Phobien auf einen Blick*

| **Oberbegriff** | **Einzelerscheinung** | **Symptome** |
|---|---|---|
| **Agoraphobie** | Platzangst | Häufige Erkrankung; der Betroffene möchte gewohntes Terrain nicht mehr verlassen, fühlt sich draußen bedroht, führt oft in die totale Isolation. |
| **Soziale Phobien** Angst vor bestimmten Situationen | Versagensängste | Das Hauptproblem in diesem Fall: self-fulfilling prophecy (sich selbst erfüllende Prophezeiung), d.h., wer Angst hat, versagt dann tatsächlich leichter. |

| Oberbegriff | Einzelerscheinung | Symptome |
|---|---|---|
| **Soziale Phobien** Angst vor bestimmten Situationen | Prüfungsangst, z. B. Bewerbungsgespräche | Der Betroffene baut schon vor dem Termin extreme Ängste auf, so daß er entsprechend »klein« und zittrig auftritt. |
| | Angst vor Öffentlichkeit, Auftritten | An einem Bankschalter vor einer Schlange von Leuten eine Überweisung ausfüllen, einen Vortrag halten, in einer Gruppe etwas sagen – all das ist für Betroffene purer Streß. |
| | Angst vor dem Erröten | Krankhafte Furcht vor der Scham und Situationen, die sie auslösen. |
| **Einfache Phobien** Angst vor konkreten Dingen | Angst vor Spinnen | Anblick löst Ekel und Panik aus, häufig auch in Zusammenhang mit anderen Insekten (z. B. Motten, Wespen etc.). |
| | Angst vor Hunden | Meist auf einem Urerlebnis basierend, oft so schlimm, daß man kaum noch spazierengehen kann, denn es könnten ja Hunde unterwegs sein. |

| Oberbegriff | Einzelerscheinung | Symptome |
|---|---|---|
| **Einfache Phobien** Angst vor konkreten Dingen | Angst vor geschlossenen Räumen | Enge in Fahrstühlen, Umkleidekabinen und Eisenbahnklos bereitet solchen Menschen ein beklemmendes Gefühl. |
| | Angst vor Dunkelheit | Davon sind nicht nur kleine Kinder betroffen, es gibt auch viele Erwachsene mit einem Nachtlicht im Schlafzimmer. |
| | Angst vor Blut | Nicht ganz ungefährlich, weil man in schwierigen Situationen (Unfälle) reaktionsuntüchtig wird. |
| | Angst vor Mäusen, Ratten und anderen Nagern | Haben viele Menschen; meistens kein Problem, weil man selten auf diese Nager trifft. |
| | Angst vor Keimen und Ansteckung | Kann zu Wahnvorstellungen führen; Putzzwang, Mundschutz und Handschuhe werden zu ständigen Begleitern. |
| | Flugangst | Weit mehr als ein kurzes Gefühl von Unwohlsein bei Start oder Landung, oft traut sich so ein |

| Oberbegriff | Einzelerscheinung | Symptome |
|---|---|---|
| **Einfache Phobien** Angst vor konkreten Dingen | | Mensch nicht in den Flieger, in der Maschine besteht die Gefahr völligen Ausrastens. |
| | Höhenangst | Schon der Anblick eines Menschen am Rande eines Hochhauses im Fernsehen verursacht Kniezittern, auch Leitern sind ein Hindernis. |
| | Angst vor Krankheiten | Geht oft in Hypochondrie (eingebildete Krankheiten) über. |

Kava-Kava ist ein ideales Mittel zur Behandlung von Ängsten – wenn man Geduld hat. Denn wie jedes andere Naturheilmittel (auch Johanniskraut!) bedarf es bei der Südseewurzel ungefähr zwei bis vier Wochen täglicher Einnahme, bis sich die Wirkung bemerkbar macht. Je nach Schwere der Angst werden 120 bis 240 Milligramm Kavapyrone am Tag eingenommen. Achten Sie darauf, wieviel Milligramm die von Ihnen gewählten Tabletten oder Dragees enthalten, und dosieren Sie sie entsprechend. Es ist nicht immer sinnvoll, die Präparate mit dem höchsten Gehalt an Kavapyronen zu nehmen, denn wenn man die Dosierung verändern will, ist das mit einem Mittel leichter, das beispielsweise nur 60 Milligramm pro Einnahme anbietet.

## Depressionen – »Schnupfen der Seele«

Depressionen werden als »der Schnupfen unter den psychischen Krankheiten« bezeichnet. Damit ist aber nicht gemeint, daß es sich dabei um eine eher lächerliche Beschwerde handelt, sondern daß es wirklich jeden treffen kann, egal, ob es sich um Kinder, Männer oder Frauen handelt. Auffällig ist, daß viele Jahrzehnte lang angenommen wurde, daß Frauen wesentlich häufiger unter Depressionen leiden als Männer. Diese These hat sich inzwischen als haltlos erwiesen. Tatsache ist wohl vielmehr, daß Männer noch mehr Schwierigkeiten haben, zuzugeben, daß sie nicht mehr weiterwissen. Daher tauchen sie in den Statistiken weniger auf.
Die Anzeichen einer depressiven Verstimmung sind alphabetisch in der folgenden Tabelle zusammengefaßt. Meistens treffen mehrere der genannten Symptome gleichzeitig zu.

*Woran Sie eine Depression erkennen können:*

- Angstgefühle (oft ohne Auslöser) bis hin zu Panikattacken
- Antriebsschwäche (alles fällt schwer, sogar das Aufstehen)
- das Gefühl, für nichts und niemanden mehr von Nutzen zu sein
- Desinteresse an der Arbeit
- Eßstörungen (Appetitmangel, Freßlust)
- Fahrigkeit (Hände zittern, man läßt viel fallen)
- geliebte Hobbys und Freizeitaktivitäten interessieren nicht mehr
- Konzentrationsschwäche
- manchmal Attacken von Aggressionen
- Müdigkeit (egal, wie lange man schläft)
- nichts macht mehr Spaß
- oft scheinbar grundloses Weinen

- Ohnmacht und Hilflosigkeit
- Rückzug von Freunden
- Ein- und Durchschlafstörungen
- schlimmstenfalls sogar Selbstmordgedanken
- Schuldgefühle (»eigentlich geht es mir doch gut«)

Vorbote einer depressiven Erkrankung kann auch eine intensive Aktivitätsentfaltung sein, die man unbewußt entwickelt, um eigene Sorgen und Probleme nicht angehen zu müssen (z. B. sich besonders um die Angelegenheiten anderer kümmern; die Probleme von Mitmenschen lösen, um eigene Schwierigkeiten zu vergessen).

Das Unverständnis der Umwelt treibt depressive Menschen in die Isolation. Mit Stimmungstiefs können Familie und Freunde meist noch umgehen. Die hat ja jeder. Doch ein Mensch, der den Kontakt zur Realität verliert und sich in seinem Schmerz abkapselt, macht sein Umfeld hilflos. Bei der Angst spielen sich die Situationen ähnlich ab. Hat jemand Angst, weil er nachts ungewöhnliche Geräusche im Haus hört, so kann das jeder nachvollziehen. Traut sich jemand aber buchstäblich nicht mehr aus dem Haus, wird die Umwelt mit Verwunderung, Unverständnis, schlimmstenfalls mit Rückzug reagieren.

Ein weiteres Beispiel für diesen Effekt: Wenn Menschen mit ihrer Trauer nicht den Erwartungen anderer entsprechend umgehen. Das heißt, einer Witwe, einem Witwer und den Kindern des Verstorbenen wird traditionell ein Trauerjahr eingeräumt. Doch gerade ein unerwarteter Todesfall läßt die Hinterbliebenen oft noch lange in einer Art Schockzustand zurück. Oft vergehen Wochen, manchmal Monate, bis der Hinterbliebene überhaupt erst einmal zu trauern anfängt. Aus so einem Schicksalsschlag kann sich eine sogenannte reaktive

Depression entwickeln. Das muß aber gar nicht der Fall sein. Häufig wird eine Laiendiagnose gestellt, deren Maßstab (»diese Trauer ist nicht normal«) genervte Mitmenschen und nicht psychologisch geschulte Therapeuten anlegen.
Stimmungstiefs sind kleine Täler, in die jeder einmal stürzt. Sie sind aber im Gegensatz zu Depressionen mit etwas gutem Willen und Selbstdisziplin überwindbar. Und genau das grenzt sie auch gegen Depressionen ab, bei denen es sich um eine ernste psychische Krankheit handelt.
Betroffene schildern den Effekt einer Depression auf ihr Leben und ihren Umgang mit der Umwelt oft so: »Es war, als hätte jemand eine Glasglocke über mich gestülpt. Ich sah Menschen, Natur, Dinge, an denen mein Herz hängt, und war doch völlig von ihnen getrennt.« Niemand gibt gerne zu, daß er sein Leben nicht mehr im Griff hat. Jeder Erkrankte versucht zunächst die Methoden anzuwenden, die man bei Stimmungstiefs als erfolgreich erlebt hat: sich z. B. mit langen Spaziergängen den Kopf und die Seele »frei laufen«, positiv denken, sich selbst kleine Freuden bereiten, sich an der Schulter eines Freundes ausweinen oder seiner Wut einmal richtig freien Lauf lassen.
Wenn all diese Tricks nicht wirken und außerdem Magenschmerzen, Schlafstörungen, Engegefühl in Hals und Brust, Appetitlosigkeit oder andere Symptome den Menschen krank machen, erfolgt der Gang zum Arzt. Leider führt dieser Weg immer noch häufig in eine Sackgasse. »Vegetative Dystonie« oder »Erschöpfung« nennen manche Allgemeinmediziner und Internisten diese Symptome, für die sie keinen organischen Befund finden können. Der Patient bekommt ein leichtes Beruhigungsmittel (oft Präparate, die Baldrian, Hopfen oder ähnliches enthalten) verschrieben und wird für eine Weile aus dem Verkehr gezogen, also krank geschrieben.

Und wieder lastet ein ungeheurer Druck auf dem Patienten: Wer 14 Tage zu Hause geblieben ist, obwohl er gar kein Fieber und keine »echte« Krankheit hatte, muß doch topfit an seinen Arbeitsplatz zurückkehren und seine Traurigkeit in dieser Zeit überwunden haben!
Hinzu kommt, daß man für seine schlechte Stimmung nicht einmal einen Grund angeben kann, der für andere nachvollziehbar wäre. Der Streit mit dem Partner ist ein Auslöser für ein Stimmungstief, bei dem jeder Verständnis hat. Den Verlust durch Trennung oder Tod eines geliebten Wesens hat ja auch fast jeder schon erlebt. Doch wie kann man irgend jemandem starke Gefühle beschreiben wie Hoffnungslosigkeit, Glaubensverlust (an Gott, die Welt und sich selbst), Entscheidungsunfähigkeit oder daß man gar keine Freude mehr empfindet? Und gerade diese vier Grundgefühle sind die deutlichsten Merkmale einer Depression.

*Die verschiedenen Formen von Depressionen*

| | **Somatogene Depression** | **Endogen-psychotische Depression** | **Psychoreaktiv-neurotische Depression** |
|---|---|---|---|
| Betroffene | 10 Prozent | 20 Prozent | 70 Prozent |
| Depression ist | Folge körperlicher Erkrankungen, Nebenwirkung von Medikamenten. Ursachenforschung ist | schwerste Form der Krankheit, kann zu bipolarer Form führen (Wechsel zwischen depressiven Stimmun- | die häufigste Form, hier wird auch von narzißtischer, psychogener oder Erschöpfungsdepression |

| | Somatogene Depression | Endogen-psychotische Depression | Psychoreaktiv-neurotische Depression |
|---|---|---|---|
| | wichtig, weil die Krankheit und nicht die Depression behandelt werden muß. | gen und manischen, [krankhaft euphorischen]). Ist aber sehr selten. | gesprochen. Bei dieser Form nicht so starke Symptome, häufig Angstgefühle. |
| Ursachen bzw. vermutete Ursachen | Erbfaktoren, biochemische Veränderungen im Gehirn, hormonelle Störungen, evtl. falsche Ernährung | kritische Lebenssituationen (Umzug, Job- oder Partnerverlust, Krankheit, Scheidung), auch frustrierende Kindheitserfahrungen sind Gründe für das Entstehen dieser Depression. | Grundstimmung: viel Streß, zu schnelles Leben, ohne echten Inhalt, negative Lebenseinstellung, gelernte Hilflosigkeit (»ich kann machen, was ich will, es nutzt doch nichts«). |

Daß Angst und Depressionen in einem Zusammenhang stehen, ist durch viele Studien belegt. Doch noch immer ist nicht klar, was zuerst da war, die Angst oder die Depression. Diese Frage nach Henne und Ei wird von Psychologen unterschied-

lich beantwortet. Beide Zustände führen in die Isolation. Und dort im seelischen Niemandsland warten – je nach Beginn der Krankheit – entweder die Angst, die zur Depression, oder die Depression, die zur Angststörung hinzukommt.
Deshalb kann es sinnvoll sein, zuerst eine Therapie mit Kava-Kava (vier Wochen) und dann eine Langzeittherapie z. B. mit Johanniskraut (sechs Wochen) zu versuchen oder umgekehrt – wenn Depression und nicht die Angst im Vordergrund steht.

> Beide Präparate sollten relativ hoch dosiert werden. Überprüfen Sie auf der Packungsbeilage, wieviel Hypericin Ihre Johanniskrautkapseln und wie viele Kavapyrone Ihr Kava-Kava-Produkt enthalten. Sie sollten beides nicht im Supermarkt, sondern in der Apotheke kaufen, denn die Präparate im Supermarktregal sind oft nicht so korrekt dosiert und vorsichtig bearbeitet wie Arzneitees bzw. -tabletten und -kapseln aus dem Fachgeschäft. Im Normalfall enthält eine Kapsel Johanniskraut 300 Milligramm Gesamthypericin. Davon sollten täglich drei Stück genommen werden (morgens, mittags, abends). Die Dosierung der Kavapyrone in Kava-Kava-Präparaten ist unterschiedlich. Die Tagesdosis darf zwischen 120 und 240 Milligramm liegen. Kava-Kava soll grundsätzlich nicht länger als drei Monate genommen werden. Im Zweifelsfall ist der Arzt zu befragen.

## Wenn alles zuviel wird – das Burn-out-Syndrom

Fast jeder hat einen Vorgeschmack auf dieses Gefühl schon einmal kurze Zeit gespürt: Man ist ausgebrannt und scheint für nichts mehr Energie übrig zu haben. Doch beim Burn-out-

Syndrom verschwindet dieses Gefühl nicht mehr. Obwohl bei beruflich überlasteten Menschen dieses Wort öfter in den Mund genommen wird, betrifft es berufstätige Hausfrauen mit kleinen Kindern oder mit älteren, pflegebedürftigen Verwandten genauso häufig. Und wegen der Mehrfachbelastung sind mehr Frauen psychisch und körperlich am Ende als Männer.

Die Ursachen sind vielfältig:

- zuviel Arbeit
- zuviel Druck (sowohl von Kollegen als auch vom Chef)
- schlechte (oder in Familien gar keine) Bezahlung und damit Geringschätzung der Arbeit, die man leistet
- das Gefühl, in einem Hamsterrad gefangen zu sein und nur noch auf der Stelle zu treten
- öde Arbeiten, bei denen man völlig abstumpft
- Tätigkeiten (gerade in der Pflege), vor denen man sich eigentlich ekelt
- Überstunden bzw. nicht mehr zu kontrollierende Arbeitszeiten (z. B. Pflegeeinsätze nachts)
- manchmal auch nur das Gefühl, den Anforderungen nicht mehr gewachsen zu sein
- Zeitmangel wegen Termindrucks
- Überlastung, weil Sie überall gleichzeitig gebraucht werden

Wer aus seiner Tätigkeit gar keine Zufriedenheit mehr schöpft und statt Frische und Mut nur noch Müdigkeit und Angst empfindet, neigt sehr leicht zu Depressionen. Deshalb sollte jeder, der die eben aufgezählten Erfahrungen derzeit macht und auf einer Positivliste (»Ich schaffe ..., ich erreiche ..., ich kann ...«) gar keine Eintragungen mehr vornehmen kann, sich mindestens an seinen Hausarzt oder besser noch an einen Psychologen wenden.

Der Hausarzt kann schon eine gute Adresse für natürliche Depressions- und Angstbekämpfungsmittel wie Kava-Kava, Baldrian oder Johanniskraut sein. Er ist auch deshalb ein guter Ansprechpartner, weil so ein Gefühl totaler Überlastung meistens mit körperlichen Symptomen wie Übelkeit, Verdauungsstörungen, Verlust der Konzentrationsfähigkeit und Kopfschmerzen einhergeht. Oft muß man sich aber nicht um diese einzelnen Symptome kümmern. Besser ist es, das Stimmungstief insgesamt anzugehen, und dabei sollte man die natürlichen Helfer nutzen.

Wird das Burn-out-Syndrom nämlich nicht behandelt, so gerät der Betroffene immer stärker in die Isolation. Schlechte Leistungen am Arbeitsplatz führen zu Auseinandersetzungen mit Vorgesetzten, denen man nicht gewachsen ist. Die schlechte Stimmung belastet das Verhältnis zum Partner, zur Familie, zu Freunden. Gleichzeitig ist das Selbstwertgefühl des Überlasteten ganz weit unten. Wer jetzt nichts unternimmt, wird wahrscheinlich zur inneren und später dann zur offenen Kündigung getrieben. Ein Teufelskreis, den man nur durchbrechen kann, wenn man um Hilfe bittet und dann auch ernst genommen wird.

Was am Arbeitsplatz jetzt wichtig ist: Ihre Angst muß weg. Denn diese ist nicht nur ein schlechter Berater, sie kann Sie den Job kosten. Je mehr Angst Sie haben, desto mehr Fehler machen Sie, und je mehr Fehler Sie machen, desto größer wird die Wahrscheinlichkeit, daß Ihnen gekündigt wird. Kava-Kava hilft hier aber nicht nur als Angstlöser, es beruhigt auch und entspannt. Nur wer entspannt ist, hat auch die Chance auf erholsamen Schlaf, und den braucht man ganz gewiß, wenn man leistungsfähig bleiben will.

Sowohl Johanniskraut als auch Kava-Kava kommen für die Behandlung des Burn-out-Syndroms in Frage. Beide wirken beruhigend und gleichen Stimmungstiefs aus. Doch Kava-Kava eignet sich besser, um Angstgefühle zu lösen, als Johanniskraut, das wiederum bei der Behandlung depressiver Verstimmungen wirksamer sein kann. Je nachdem, ob eine Depression oder Angstgefühle im Vordergrund des Syndroms stehen, sollte eines der beiden Mittel zum Einsatz kommen. Es bietet sich leider nicht an, beides zu kombinieren. Statt dadurch fröhlich und gleichzeitig angstfrei zu machen, behindern sich diese Mittel gegenseitig.

Die Präparate sollten relativ hoch dosiert werden. Überprüfen Sie auf der Packungsbeilage, wieviel Hypericin Ihre Johanniskrautkapseln und wie viele Kavapyrone Ihr Kava-Kava-Produkt enthalten. Sie sollten beides nicht im Supermarkt, sondern lieber in der Apotheke kaufen, denn die Präparate im Supermarktregal sind oft nicht so korrekt dosiert und vorsichtig bearbeitet wie Arzneitees bzw. -tabletten oder -kapseln aus dem Fachgeschäft. Im Normalfall enthält eine Kapsel Johanniskraut 300 Milligramm Gesamthypericin. Davon sollten täglich drei Stück genommen werden (morgens, mittags, abends). Die Dosierung der Kavapyrone in Kava-Kava-Präparaten ist unterschiedlich. Die Tagesdosis darf zwischen 120 und 240 Milligramm liegen. Kava-Kava soll grundsätzlich nicht länger als drei Monate genommen werden. Im Zweifelsfall ist der Arzt zu befragen.

Wer unter Schlafstörungen leidet, kann ohne weiteres gleichzeitig nachts bzw. abends noch einen Baldrian-, Melissen- oder Passionsblumenblütentee zu sich nehmen. Das schadet nicht, hilft einzuschlafen und sorgt damit für die notwendige Erholung.

Wichtig ist aber in jedem Falle, das eigene Verhalten zu überdenken und – wenn möglich – zu ändern. Priorität hat in so einem Fall: Erst einmal eine Pause einlegen! Nutzen Sie Ihre letzte Energie dazu, sich ein paar freie Tage zu verschaffen. Es ist für Ihren Chef oder Ihre Familie mit Sicherheit besser, Sie ein paar Tage zu entbehren, als den Zusammenbruch zu riskieren, vor dem Sie faktisch stehen. Allerdings können Sie dieses Argument nur der Familie gegenüber nutzen, nicht beim Chef. Gerade Arbeitnehmer mit Burn-out-Syndrom neigen dazu, sich selbst für unersetzlich zu halten, und meinen, man könne »doch nicht gerade jetzt ausfallen«! Ihnen bleibt allerdings in Wirklichkeit nur die Wahl zwischen ein paar Tagen Urlaub oder einer länger dauernden Krankheit, weil Sie gar nicht mehr klarkommen.
Ehrlichkeit ist jetzt der beste Weg. Und zwar weniger die Ehrlichkeit anderen (am Arbeitsplatz ist das selten zu machen) als sich selbst gegenüber. Schaufeln Sie sich vielleicht gerade – durch einen gewissen Perfektionismus – Ihr eigenes Grab? Müssen Sie im Job wirklich alle Arbeiten superschnell erledigen, oder könnten Sie ganz ruhig darauf aufmerksam machen, daß die Bearbeitung z. B. »in diesem Fall eine Woche dauern kann«? Wer still und leise versucht, gegen Windmühlen zu kämpfen, kann auch nicht erwarten, daß er Hilfe oder Verständnis bekommt. Erinnern Sie sich daran, daß z. B. der Versuch, eine Supermutti, gute Hausfrau, tolle Mitarbeiterin und dabei noch akzeptable Ehefrau zu sein, Sie dahin gebracht hat, wo Sie jetzt stehen. Kinder haben mehr davon, wenn ihre Mutter eine halbe Stunde mit ihnen schmust oder bastelt, während ihnen die immer perfekt sauberen Fensterscheiben höchstwahrscheinlich ziemlich egal sind. Und vieles im Job läßt sich umverteilen oder delegieren, wenn man sich selbst nicht für die einzige Person hält, die diese Aufgabe korrekt erledigen kann.

Angst ist immer dann, wenn sie krankhaft wird, ein irrationales Gefühl. Das kann man auch niemandem ausreden, denn es wird eben nicht vom Gehirn bestimmt. Man kann es sich aber selbst leichter machen. Wer also hinter seinem Schreibtisch sitzt oder an der Werkbank steht und die ganze Zeit Angst vor einem Rüffel vom Chef hat, weil man zusagte, die Arbeit in Rekordzeit zu schaffen, hat zwei einfache Lösungen für dieses Problem. Erstens: Machen Sie keine solchen Versprechungen. Zweitens: Wenn Sie wissen, daß Sie sich zuviel zugemutet haben, sagen Sie dem Vorgesetzten möglichst frühzeitig Bescheid, daß es länger dauert. Dann können Sie entspannter weiterarbeiten.

Ganz entscheidend ist vor allem, der täglichen Arbeit etwas von ihrer Bedeutung zu nehmen. Das heißt allerdings nicht, daß Sie jetzt losschimpfen sollen, etwa im Stil von: »Der Mist ist mir nicht wichtig!« Das ist der falsche Weg – denn auch die Tatsache, daß man sich ständig über die Arbeit ärgert, räumt ihr zuviel Platz im Leben ein. Versuchen Sie einmal, bei Büro- oder Betriebsschluß wirklich abzuschalten! Verabreden Sie sich mit Freunden, oder gehen Sie mit Ihrem Partner aus, und genießen Sie einmal wieder Zweisamkeit.

Vielleicht ist Ihnen tendenziell viel mehr danach, sich ins Bett zu legen. Das würde den steten Kreislauf von Aufstehen, Arbeiten, Ins-Bett-Gehen aber nicht durchbrechen. Sie müssen sich ja nicht gleich an vier von fünf Tagen verabreden. Lassen Sie es langsam angehen. Nehmen Sie auf sich und Ihre Bedürfnisse Rücksicht! Vielleicht warten Sie auch noch ein paar Wochen ab, wie sich die Naturheilmittel auf Ihr Gefühlsleben auswirken, und gehen dann erst aus.

Wenn Ihr Job, Ihre häuslichen Aufgaben, Ihre Pflichten Sie aber bis hierher gebracht haben, ist es Zeit, über Alternativen nachzudenken. Ist es eventuell besser, sich woanders zu bewerben? Vielleicht stellen Sie aber auch fest, daß Ihr Job besser ist, als Sie bisher dachten. Gibt es jemanden, der Sie zu Hause entlasten kann? Eine Tagespflege (stellt oft die Pflegeversicherung!) für die Oma, einen Babysitter einmal die Woche nachmittags, damit Sie Zeit für sich haben? Finden Sie Lösungen, die Sie dauerhaft entlasten. Dann können Sie sich vom Burnout-Syndrom verabschieden.

## Angstfrei durch die Wechseljahre

Über die Hormonsteuerung im Gehirn und den Eierstöcken werden der Zyklus und die Fruchtbarkeit der Frau reguliert. Irgendwann nach dem 40. Geburtstag läßt aber bei allen Frauen die Produktion der weiblichen Hormone Östrogen und Progesteron nach. Die Hirnanhangdrüse registriert das und reagiert prompt mit dem Befehl, mehr Hormone auszuschütten, damit die Eierstöcke in Funktion bleiben. Aus diesem Ungleichgewicht resultieren die normalen Wechseljahrsbeschwerden wie Schweißausbrüche, Herzjagen, Hitzewallungen und depressive Verstimmungen. Gynäkologen behandeln diese Symptome in aller Regel mit zusätzlichen Hormongaben (Östrogen, Progesteron). Bei allen Vorteilen, die diese Präparate bezüglich der genannten Beschwerden aufweisen, sollte man aber nicht vergessen, daß hier ein massiver Eingriff in den Körper vorgenommen wird.
Früher standen diese Hormone im Verdacht, Tumorbildungen im Gebärmutterbereich zu begünstigen. Neueste Forschungen haben dies jedoch widerlegt. Im Gegenteil: Frauen mit erblicher Vorbelastung, bei denen also Krebs häufiger in der Familie auftrat, sollten sogar unbedingt zu diesen Hormonen greifen. Diejenigen aber, die normalgewichtig, sportlich

und ernährungsbewußt sind, also z. B. viele Milchprodukte essen, und kein solches familiäres Risiko tragen, können Johanniskraut sowie Kava-Kava gegen ihre Wechseljahrsbeschwerden anwenden. Bei Hitzewallungen und Schweißausbrüchen hilft es, wenn Sie zusätzlich zur Johanniskrauttee-Therapie täglich eine Tasse Salbeitee trinken. Innerhalb von Tagen sollte das Problem gelindert sein. Gegen leichte Erregbarkeit, Herzrasen und depressive Verstimmungen ist Kava-Kava gewachsen.

In medizinischen Lexika wird das Klimakterium als ein Übergang des Frauenkörpers von der Fruchtbarkeit ins Alter bezeichnet. Ein bis zwei Drittel aller Frauen würden unter Beschwerden leiden, stellen die meisten Bücher lakonisch fest. Fachärzte dagegen sprechen von 60 bis 80 Prozent aller Frauen, die damit zu kämpfen haben. In fünf Prozent der Fälle sind die Symptome so gravierend, daß die Betroffenen nicht einmal mehr arbeiten gehen können.

Die eigentliche Menopause (das Ausbleiben der Regel über mehr als ein halbes Jahr bis endgültig) ist nur der Höhepunkt der Wechseljahre. Fachleute meinen, sechs Jahre vor (Prämenophase) und weitere sechs Jahre nach der Menopause (Postmenophase) können Frauen unter klimakterischen Beschwerden leiden. Das heißt jetzt nicht etwa, daß alle Frauen zwölf Jahre lang in ihrem Leben eingeschränkt sind, sondern daß jede einzelne Frau ein paar Jahre innerhalb dieser Zeitspanne Beschwerden haben kann.

*Tabelle möglicher Klimakteriumsbeschwerden*

| **in der Prämenophase** | **in der Menopause** | **in der Postmenophase** |
|---|---|---|
| Unregelmäßigkeiten der Periode, eventuell Dauerblutungen | letzte Blutung (zwischen dem 46. und 50. Lebensjahr) | keine Regelblutungen mehr |
| psychische Störungen, oft reizbar und depressiv | psychische Störungen, oft reizbar und depressiv | psychische Störungen, oft reizbar und depressiv |
| Hitzewallungen | | |
| Herzjagen | Herzjagen | |
| Angstzustände | Angstzustände | Angstzustände |
| | | möglicherweise Trockenheit, später sogar Verengung des Scheidenbereichs und damit sexuelle Probleme<br>Juckreiz in der Vulva |

Diese Tabelle nennt nur die möglichen Auswirkungen der Wechseljahre. Es gibt aber auch Frauen, die die ganze Phase ohne große Probleme durchstehen. Amerikanische Forschungen haben ergeben, daß gerade Frauen, die ein erfülltes Leben führen, mit ihrem Partner glücklich und den Veränderungen der nächsten Jahre gegenüber aufgeschlossen sind, kaum unter dem Klimakterium leiden. Das heißt, daß auch die psychische Einstellung der Frau gegenüber dem Ausstieg aus der Fruchtbarkeit und dem Einstieg in ein Leben mit mehr Freiheit eine große Rolle spielt. Man kann übrigens während der Prämenophase noch schwanger werden, nach der Menopause nicht mehr.

Und noch eines hat diese Untersuchung gezeigt: Das Absinken des Östrogenspiegels geht einher mit dem leichten Ansteigen des Testosteronspiegels (männliches Hormon). Das kann eine charakterliche Veränderung der Frauen zur Folge haben: Sie werden in ihrem Auftreten härter, konsequenter, schlicht männlicher. Im Umkehrschluß hieße das aber auch, daß Männer über 50, deren Testosteron langsam weniger wird und die dafür Östrogene produzieren, weichere und weiblichere Eigenschaften an den Tag legen müßten – eine interessante These!

Es gibt gute Gründe, sich auf diesen neuen Lebensabschnitt zu freuen. Viele Frauen werden in diesem Alter gesellschaftlich sehr aktiv, so gibt es z. B. einen hohen Anteil von älteren Frauen, die Ehrenämter bekleiden. Und da mögliche Enkelkinder meist nur kurzfristig eine Verantwortung bedeuten, können die neuen Freiheiten gut genutzt werden.

Wenn die Stimmung aber trotzdem trübe ist, Tränen locker sitzen, die schlechte Laune zum täglichen Begleiter wird: Versuchen Sie es mit einer Johanniskrauttee-Trinkkur (erst täglich zwei Tassen Tee, bei Abklingen der Beschwerden täglich eine Tasse). Reicht das nicht aus, greifen Sie zu Kapseln in einer täglichen Dosis von 900 Mikrogramm Gesamthypericin. Das sollte leichtere Depressionen beseitigen. Gegen Angststörungen hilft Kava-Kava. Von Tabletten und Dragees, die ca. 70 Milligramm Kavapyrone enthalten, nehmen Sie dreimal täglich eine.

Wer allerdings richtig in einem »Depressionsloch« verschwindet, Selbstmordgedanken hegt und nicht mehr ein noch aus weiß, sollte mit seinem Arzt oder Heilpraktiker sprechen. Eine Psychotherapie oder eine psychiatrische Behandlung ist in solchen Fällen unbedingt empfehlenswert. Worauf Sie sich nicht einlassen sollten, ist das Schlucken von Psychopharmaka (Antidepressiva, Beruhigungs- und Schlaftabletten) ohne begleitende Therapie. So eine reine Tablettentherapie bringt kaum jemanden weiter. Im Gegenteil: Es droht die Gefahr der Abhängigkeit von diesen Medikamenten.

## Prüfungsangst und Blackout

Mancher geht wie im Schlaf durch Prüfungsprozeduren, für andere ist es die Hölle auf Erden. Die meisten Prüfungen aber kommen nicht überraschend, deshalb kann man gegen übertriebene Prüfungsangst frühzeitig etwas unternehmen. Wer sich dabei auf natürliche Helfer verlassen möchte – und das ist dringend anzuraten –, muß auch immer etwas Geduld mitbringen, denn z. B. Kava-Kava braucht etwa 14 Tage, bis die Wirkung spürbar ist.
Prüfungsängste sind keine Kleinigkeit. Schon Tage vor dem Examen sind Betroffene kaum noch zu einem klaren Gedanken fähig. Sie sind nervös, leiden unter Panikattacken, können kaum schlafen. Manche bekommen auch Fieber, eventuell Schüttelfrost oder gar Hautausschläge. Das sind alles Symptome der übersteigerten Angst, die am Prüfungstag dazu führen kann, daß auch der am besten vorbereitete Prüfling plötzlich nichts mehr weiß. Ein Blackout, das völlige Vergessen des Lernpensums, kombiniert mit einer Aufregung, die jegliches Denken fast unmöglich macht – der pure Horror! Mancher Prüfling

berichtet, sich im Examen kaum noch an den eigenen Namen erinnert zu haben. Das klingt witzig, ist es aber nicht, wenn vom Abschluß zumindest der nächste Lebensabschnitt abhängt, wie z. B. beim Abitur, in der Lehre oder im Studium. Ein zusätzliches Problem: Man kann es vermeiden, einen Führerschein, eine Segelscheinprüfung oder einen Surfschein zu machen, weil man den Prüfungen aus dem Weg gehen will. Das klappt aber nicht in der beruflichen Ausbildung oder in der Schule. Doch so sinnige Sätze wie »das schaffst du schon« beruhigen den ängstlichen Prüfling überhaupt nicht. Irgendwelche Psychopharmaka zu schlucken wäre in so einer Situation vielleicht verlockend, aber viel zu gefährlich. Schließlich muß man am Prüfungstag voll fit sein. Deshalb scheidet auch Baldrian in diesem Fall als Helfer aus, denn es hat eine ermüdende Wirkung. Kava-Kava ist gegen Prüfungsangst ein ideales Mittel, weil es entspannt und beruhigt, Ängste löst und dabei die Konzentrationsfähigkeit nicht im geringsten negativ beeinflußt. Das heißt, man ist hellwach, wenn es darauf ankommt, und in der Phase davor aufnahmefähig, weil die eigene Angst einen nicht lähmt. So ist Lernen möglich und eine Prüfung in Normalstimmung machbar.

Etwa sechs Wochen vor einem Prüfungstermin kann mit der Therapie begonnen werden. Vier Wochen vor dem großen Tag sind die Ängste dann schon stark gemildert. Effektives Lernen bleibt also möglich. Jeden Tag wird Kava-Kava in einer Dosierung von 120 bis 240 Milligramm Kavapyronen (siehe Packungsbeilage) eingenommen. Entspannende Melissenbäder, die es beispielsweise in der Apotheke gibt, oder während der Lernphase ab und zu ein Baldriantee vor dem Einschlafen, damit nach dem Lernen auch die entsprechende Erholung folgt, sind zusätzlich zu empfehlen.

## Schlafstörungen – Ursachen erkennen, natürlich heilen

Stündlich nachts auf den Wecker zu starren, wie ein Schlafwandler durch die Wohnung zu streifen oder sich stundenlang im Bett hin und her zu wälzen ist nervig. Nach solchen Nächten fühlt man sich wie zerschlagen und steht den Tag nur mit Schwierigkeiten durch. Verführerisch ist da der Griff zu Schlaftabletten, die zwar erst einmal für ausreichend Schlaf während der Nacht sorgen, gleichzeitig aber die Gefahr einer Sucht bergen. Das Gefühl, ohne die Pillen nicht mehr schlafen zu können, sorgt besonders für psychische Abhängigkeit.

Für ruhigen, tiefen Schlaf ist die Zirbeldrüse im Gehirn zuständig, die im Normalfall die ganze Nacht über Melatonin ausschüttet. Wenn diese Produktion nicht konstant läuft, leidet man unter Schlafstörungen. Hier greift Johanniskraut unterstützend ein und sorgt für eine ständige Melatoninausschüttung, bis das Gehirn in den Morgenstunden die Tageshelligkeit registriert. Dann wird die Ausschüttung dieses Botenstoffs gestoppt, der Mensch erwacht. Und noch etwas macht Johanniskraut in der Behandlung von Schlafstörungen zu etwas Besonderem: Es sorgt für ruhigen Schlaf, ohne müde oder schläfrig zu machen. Wer also abends um acht seine Tasse Johanniskrauttee trinkt, muß nicht befürchten, eine Stunde später vor Müdigkeit umzufallen.

Viele Schlafstörungen sind bei näherer Betrachtung gar keine. Es gibt nämlich Menschen, die deutlich weniger Schlaf brauchen als andere, und welche, denen es nicht das geringste ausmacht, nachts ab und zu wach zu werden. Und tatsächlich ist es auch nicht schlimm, nachts wach zu werden – zumindest aus medizinischer Sicht. Schlechter sieht es aus, wenn das in einem bestimmten Rhythmus (z. B. alle zwei Stunden) passiert

und das Wiedereinschlafen auch noch ungewöhnlich lange dauert (z. B. mehr als eine halbe Stunde). Dann geht es dem Menschen nämlich an die Substanz. Denn ohne nächtliche Erholung kann der Organismus sich nicht regenerieren, was Auswirkungen auf das Nervenkostüm, aber auch für das Immunsystem und Stoffwechselgeschehen hat.
Während wir schlafen, werden im Körper Wachstumshormone ausgeschüttet, die den Auf- und Ausbau von Zellen unterstützen. Für jede gestorbene Zelle (außer im Gehirn) entsteht so eine neue. Kommt der Körper nicht zum Schlafen, fehlt es an diesen Hormonen. Aber auch psychisch bekämen wir Probleme, denn der Schlaf mit seinen Träumen ist auch die Zeit, die wir brauchen, um die Ereignisse des Tages seelisch zu verarbeiten.

**Schlafzimmer-Check bei gestörter Nachtruhe: Alles nur eine schlechte Angewohnheit?**

| Frage | Ja | Nein |
|---|---|---|
| Ist es im Schlafzimmer zu warm? Ideal für gesunden Schlaf sind 18° C. | ○ | ○ |
| Trinken Sie zum Abschalten abends oft Alkohol? | ○ | ○ |
| Grübeln Sie abends im Bett häufig über die Geschehnisse des Tages nach? | ○ | ○ |
| Brauchen Sie nach dem nächtlichen Aufwachen länger als eine halbe Stunde, um wieder einzuschlafen? | ○ | ○ |
| Dringt viel Straßenlärm in Ihr Schlafzimmer? | ○ | ○ |

| Frage | Ja | Nein |
|---|---|---|
| Trinken Sie abends schwarzen Tee, Cola oder Kaffee? | ○ | ○ |
| Rauchen Sie womöglich auch noch im Schlafzimmer? | ○ | ○ |
| Essen Sie abends nach 21 Uhr? Womöglich warm? | ○ | ○ |
| Leiden Sie zur Zeit besonders unter Streß? | ○ | ○ |
| Kontrollieren Sie beim Einschlafen die Uhrzeit und errechnen Sie, wie lange Sie schlafen dürfen? | ○ | ○ |
| Kommen Sie mit Ihrem Partner erst nachts im Bett zur Aussprache? | ○ | ○ |
| Wechseln Sie abends grundsätzlich nur vom Sofa ins Bett? | ○ | ○ |
| Gehen Sie immer zu einer bestimmten Zeit ins Bett? | ○ | ○ |
| Halten Sie einen Mittagsschlaf, oder nicken Sie auf dem Sofa ein? | ○ | ○ |
| Haben Sie schon einmal Schlaftabletten genommen, oder nehmen Sie zur Zeit welche? | ○ | ○ |
| Streiten Sie sich abends öfter als den Tag über? | ○ | ○ |
| Versuchen Sie – auf Biegen und Brechen –, jeden Tag acht Stunden lang zu schlafen? | ○ | ○ |
| Verbringen Sie auch Zeit im Bett, wenn Sie nicht schlafen? | ○ | ○ |
| Gehen Sie einer vorwiegend sitzenden Beschäftigung nach, und treiben Sie keinen Sport? | ○ | ○ |

Sie haben hauptsächlich »Ja« angekreuzt: Sie haben aus dem Schlafen ein Buch mit sieben Siegeln gemacht und sich damit zuviel zugemutet. Entspanntes Ins-Bett-Gehen, weil Ihnen die Augen zufallen, ist Ihnen kaum noch möglich. Sie überwachen Ihre Schlafzeit und setzen sich damit unter Druck. Die Tatsache, daß man schlafen sollte, weil man zu einer bestimmten Zeit wieder aufstehen muß, macht die ganze Angelegenheit unnötig stressig. Viele Menschen leben z. B. sehr gut damit, daß sie die Woche über wenig und am Wochenende mehr schlafen. Versuchen Sie doch einmal wieder zu spüren, wann Ihr Körper wirklich müde ist und ins Bett will! Auch wenn es vielleicht vernünftig wäre, abends um 22 Uhr zu schlafen, wenn man um 6 Uhr aufstehen muß – kaum ein Körper funktioniert wie ein Funkwecker. Es gibt Tage, an denen man schon um 21 Uhr zum Umfallen müde ist, und andere, an denen man spielend bis ein Uhr wach bleiben kann. Nikotin, Alkohol und aufputschende Getränke wie schwarzen Tee und Cola sollten Sie abends unbedingt vermeiden. Mit dem Rauchen also ca. ein bis zwei Stunden vor dem Ins-Bett-Gehen Schluß machen. Es täte Ihnen auch gut, zwischen Sofa und Bett noch einmal eine Runde »um den Block« zu gehen. Es macht müde, und Sie tanken dabei Sauerstoff. Wenn Sie den Mittagsschlaf weglassen und auch nicht sinnlos im Bett »herumhängen«, ist Ihnen vielleicht schon mit einem Melissenbad oder einem Baldrian- oder Hopfentee vor dem Schlafengehen geholfen. Ansonsten: Rezepturen für Kava-Kava, Johanniskraut und Baldrian finden Sie auf Seite 56.

Sie haben hauptsächlich »Nein« angekreuzt: Sie machen schon eine Menge richtig und haben eigentlich keine oder kaum Angewohnheiten, die einem guten und gesunden Schlaf entgegenstehen. Das heißt: Können Sie nachts nicht einschlafen, obwohl Sie z. B. regelmäßig Sport treiben und alles vermeiden, was ein entspanntes Einschlafen verhindert, haben Sie ganz sicher Schlafstörungen. Kava-Kava, Baldrian und Johanniskraut können jedoch helfen.

**Natürlich die Schlafstörungen bekämpfen**

Generell versetzt kein Naturheilmittel Sie so schnell in den Schlaf, wie es entsprechende Psychopharmaka könnten. Doch gerade der flotte Effekt dieser Psychopharmaka, die für den schnellen, ungestörten Schlaf sorgen, ist auch ihr größter Nachteil: Sie machen nämlich abhängig. Das merken die Betroffenen aber erst, wenn sie mal versuchen, diese Tabletten abzusetzen. Der alte Zustand, also die Ein- oder Durchschlafstörung, ist sofort wieder da und oft sogar noch schlimmer als am Anfang der medikamentösen Therapie.

Beim Johanniskraut weiß man, daß es nachts die Melatoninausschüttung beeinflußt, was wiederum dazu führt, daß man morgens frisch aufwacht. Kava-Kava kann Ängste, die den Schlaf rauben, lindern und Entspannung fördern. Warum Baldrian so ausgezeichnet funktioniert, weiß niemand genau. Nur, daß er beim Einschlafen hilft – das zeigt die Erfahrung.

Folgende Dosierungen und Präparate sind sinnvoll:

Kava-Kava wird in Tablettenform (120 bis 240 Milligramm täglich) eingenommen. Die Wirkung stellt sich aber erst nach ein bis zwei Wochen ein. Kava-Kava ist kein Akut-Medikament. Ebensowenig wie Johanniskraut (bis 900 Mikrogramm Gesamthypericin pro Tag), das auch erst nach einer Weile funktioniert. Baldrian muß schon in recht hohen Dosen geschluckt werden (Fertigpräparate sind zuverlässiger dosiert als der Tee), um den Menschen

relativ schnell zu beruhigen und müde zu machen. 600 Milligramm pro Portion (Näheres siehe Beipackzettel) sind notwendig, um die Schlafbereitschaft zu fördern.
Baldrian und Johanniskraut kann man übrigens bei leichten Schlafstörungen auch als Tee zu sich nehmen. Die Wirkstoffe sind nicht so konzentriert wie in Tabletten und Kapseln, aber die Wirkung ist oft ausreichend.

## Himmelhoch jauchzend, zu Tode betrübt – Teenie-Probleme

Wer meint, man müsse die Stimmungstiefs von Teenagern nicht richtig ernst nehmen, sollte wissen, daß diese Verzweiflung im Selbstmord enden kann und das bedauerlicherweise auch oft genug tut. Die Pubertät ist ein Lebensabschnitt mit vielen körperlichen und vor allem hormonellen Umstellungen. Hinzu kommen die Suche nach einer eigenen Persönlichkeit und das Entdecken der Sexualität. Die Eltern werden für die Heranwachsenden immer unwichtiger, das Umfeld gewinnt zunehmend an Bedeutung. Vorbilder sind Kinohelden, die unechte Gefühle kolportieren. Reale Erwachsene werden zum Feindbild. Söhne entdecken, daß sie nie so werden wollen wie ihre Väter. Töchter beginnen die Mutter deutlich kritischer zu beurteilen, wenn nicht gleich zu verdammen. Das heißt, wenn Kinder am meisten Rat brauchen, suchen sie ihn am wenigsten bei denjenigen, die verantwortlich sind und entsprechend handeln würden, sondern bei Gleichaltrigen. Das Abnabeln von zu Hause, der Druck der Clique, der Schule und – natürlich auch nach wie vor – der Eltern können auch angst machen.
Es ist eine Gewissensentscheidung der Eltern, ab wann sie mei-

nen, daß die pubertären Schwierigkeiten ihres Kindes mehr als gewöhnlich belasten. Und zwar: das Kind. Ob die Eltern manchmal reichlich genervt sind oder nicht, sollte auch beim Griff zum Naturheilmittel keine Rolle spielen. Pubertierende Teenies nerven, da müssen ihre Erzeuger einfach durch. Doch kein Kind muß auf Dauer aus Angst vor der Schule nicht schlafen können oder Magenschmerzen und Übelkeit durchstehen. Und kein Kind muß ohne Ende traurig sein (außer es hat einen objektiven Grund, wie Verlust von Großeltern oder Enttäuschung in der ersten Liebe). Schon die Tatsache, daß es extra Tee bekommt, gibt dem Kind das Gefühl, von den Eltern ernst genommen zu werden.

Kava-Kava (etwa 120 Milligramm Kavapyrone am Tag) kann helfen, Ängste zu lösen. Es verhilft dem Teenie auf unschädliche Weise zu etwas mehr Gelassenheit. Gegen solche Mittel ist im Gegensatz zu Psychopharmaka nichts einzuwenden. Lächeln Sie jetzt nicht. Sie würden erschrecken, wenn Sie wüßten, wie viele der Mitschüler Ihrer Kinder aus eigener Erfahrung wissen, was Valium ist und wie es wirkt. Bei depressiven Zuständen hilft beispielsweise Johanniskrauttee (zwei Tassen pro Tag). Kann der Jugendliche nachts nicht schlafen, ist es möglich, mit Baldrian einzugreifen.

## Weg mit dem Streß!

Die Wissenschaft unterscheidet zwei Arten von Streß: den negativen, meist lang andauernden Distreß und den positiven, erwartungsvollen, kurzfristigen Eustreß. Zwischen beidem eine

Trennlinie zu ziehen ist einfach. Die gesundheitlichen Folgen von Distreß sind schwerwiegend, während Eustreß eher gesundheitsfördernd wirkt, weil er eine Herausforderung und somit Motivation bedeutet.
Streß ist lebensnotwendig. Es kommt aber auf das richtige Maß an.
Von Distreß kann man sprechen, wenn

- überhaupt keine Zeit mehr für Privatleben und Familie bleibt,
- die 40-Stunden-Woche ein Vergnügen wäre (denn tatsächlich beträgt die Arbeitszeit das Doppelte),
- man schon lange nicht mehr privat ausgegangen ist,
- man jeden Morgen einen Stundenplan wie ein hochbezahlter Manager vor sich hat,
- Hobby längst ein Fremdwort ist,
- die Uhr über den Menschen herrscht, der nur noch seiner Zeit hinterherläuft,
- womöglich schon körperliche Symptome auftreten, die zum Kürzertreten raten (nervöse Magen- oder Darmprobleme, Schwindelgefühle, Kopfschmerzen etc.),
- Freundschaften leiden,
- man den Satz »tut mir leid, ich habe soviel Streß« schon mehr als hundertmal gesagt hat.

Im Streß zu sein ist modern. Wer es nicht ist, könnte ja als faul und bequem gelten. Karriere, Erfolg, höher, weiter, besser – all das kostet seinen Preis, und der heißt Streß. Entspannung ist ein Unwort. Wer hat dafür denn schon Zeit? Aber: die muß man sich nehmen. Denn Dauerstreß ist nicht nur einfach anstrengend, er ist sogar gefährlich.
Das Immunsystem erledigt nämlich Tag für Tag einen lebenswichtigen Job. Es sendet Freß- und Killerzellen aus, die entar-

tete Zellen vernichten, denn jeder Mensch hat solche Krebszellen im Körper. Ein gesundes Immunsystem wird damit fertig. Wenn der Körper jedoch ständig auf Hochtouren gefahren wird, spart der Körper an allem, auch an der Versorgung der Abwehrkräfte. Die Folgen reichen von häufigen Infekten über Herz-Kreislauf-Beschwerden bis hin zu einem erhöhten Krebsrisiko.

Auch die seelischen Folgen sind beträchtlich: Angststörungen und Depressionen. Ein Mensch, der sich permanent in seinen Bedürfnissen vernachlässigt, seine Wünsche und Sehnsüchte dem Job unterordnet, wird unzufrieden. Wenn Arbeit und Freizeitvergnügen sich nicht in etwa die Waage halten und man versucht, seine ganze Zufriedenheit allein aus der beruflichen Tätigkeit zu schöpfen, ist man eigentlich – außer man arbeitet als Selbständiger und hat zufällig eine Marktlücke entdeckt – fast von vornherein zum Scheitern verurteilt. Kein Chef kann die menschliche Zuwendung ersetzen, die ein Mensch verliert, der einfach zuwenig zu Hause ist und kaum Zeit für sein Privatleben hat. Und Arbeitgeber, die die Leistungen ihrer Mitarbeiter anerkennen, sind nicht der Regelfall. Das, was eigentlich nur dem eigenen und familiären Unterhalt dient, bekommt auf diese Weise eine übergroße Wichtigkeit. Und plötzlich beginnt die Angst, zu versagen, »es nicht mehr zu bringen«. Jeder, der lange unter Anspannung gearbeitet hat, merkt, daß die eigenen Kräfte weniger werden, will sich das aber im Joballtag nicht anmerken lassen. Dieser Druck kommt also auch noch hinzu.

Wenn die Kinder mit den Enkeln zu Besuch kommen, wenn ein runder Geburtstag zu feiern ist, wenn man das neue Haus bezieht – all das ist auch Streß. Hier aber spricht man von Eustreß, der für den Körper erfreulich ist. Freude und Lachen setzen im Körper lauter gesunde Prozesse in Gang. Angst, Distreß und Depressionen machen dagegen krank. Man muß versuchen, solche Gefühle aus dem eigenen Leben zu verbannen. Geht das zur Zeit nicht, sollte man zumindest langfristig andere Schwerpunkte setzen.

Kava-Kava (drei Kapseln am Tag mit insgesamt 120 bis 240 Milligramm Kavapyronen) verhilft aufgeregten, gestreßten Menschen zu etwas mehr Gelassenheit und löst die Ängste. Gegen überwiegend depressive Zustände kann Johanniskraut (900 Mikrogramm Gesamthypericin am Tag in drei Kapseln) angewendet werden. Wenn der Gestreßte nachts nicht mehr richtig schläft, was häufig als Begleiterscheinung auftritt, ist mit Baldrian oder anderen »Psycho-Helfern aus dem Garten der Natur« (siehe Seite 19ff.) zusätzlich einzugreifen.

## Was hast du gesagt? – Konzentrationsschwäche

Irgend jemand hat gerade etwas gesagt, und Sie haben gar nicht richtig hingehört. Was hast du gesagt? Oder: Was sollte ich noch gleich erledigen? – Beides sind typische Fragen von Menschen, die Probleme mit ihrer Konzentrationsfähigkeit haben. Ob es um die Bedienung von Haushaltsgeräten, um Autofahren oder den Job geht – uns wird im Laufe eines Tages eine ganze Menge Konzentration abverlangt. Oft bemerken wir kaum, wieviel. Schlimm wird es erst dann, wenn unsere Konzentration nachläßt. Plötzlich läßt man dauernd etwas fallen, klemmt sich die Finger, schneidet sich, riskiert mit der eigenen Fahrigkeit aber auch Verkehrs- und Arbeitsunfälle, in die andere verwickelt werden. Dauert die Konzentrations-

störung länger als vier Wochen und wird sie somit zum Dauerzustand, sollte man zu einem Arzt gehen.
Konzentrationsstörungen können viele Ursachen haben. Medikamenten- und Alkoholmißbrauch, aber auch verschiedene Krankheiten führen dazu. Tatsächlich gibt es für Konzentrationsstörungen aber auch organische Gründe. Dann erhält das Gehirn zuwenig Sauerstoff und Nährstoffe, und das verändert den Neurotransmitterhaushalt, das heißt, die Verbindung der Nerven untereinander funktioniert nicht richtig. Diese körperlichen Störungen können aufgrund genetischer Defekte, falscher Ernährung, besonderen Stresses oder als Begleitsymptome verschiedener Krankheiten auftauchen. Kava-Kava und Johanniskraut sind eine sehr wirksame Therapie. Gleichzeitig sollten Betroffene ihren Alltag einmal auf folgende Konzentrationskiller untersuchen:

- Zigaretten (Nikotin vermehrt Ausschüttung von Streßhormonen)
- schwere Mahlzeiten (das Blut konzentriert sich auf den Magen, während andere Körperteile und Organe schlechter durchblutet sind)
- Koffein (kurzfristiges Konzentrationshoch, danach Absinken der Konzentration, Suchteffekt)
- Süßigkeiten (tatsächlich ist das Gehirn der Hauptverwerter von Zucker, doch langfristig treibt Einfachzucker den Insulinspiegel hoch, und das Gehirn wird unterversorgt)
- Arbeitsüberlastung (oft ist unsystematisches Arbeiten schuld am Streß; manchmal hilft es, einen Plan zu machen)

Wenn das Abgleiten der Gedanken und die Unfähigkeit, seine geistigen Kräfte zu versammeln, auf falschen Denkmustern und inneren Konflikten beruhen, sollte man versuchen, diese psychischen Ursachen zu erkennen und das Problem zu lösen.

Schafft man das nicht allein, kann eine Psychotherapie dabei helfen.

Auch Dauerstreß kann eine Ursache für Konzentrationsstörungen sein. Mehr als beispielsweise die berufliche Leistung beschäftigt den Betroffenen die ängstliche Frage: Schaffe ich es? Doch je mehr man darüber nachdenkt und die eigentliche Aufgabe aus den Augen verliert, desto schlimmer wird der Druck von Vorgesetzten und Kollegen: »Sie wirken unkonzentriert, haben die Aufgabe nicht im Griff.« An diesen Satz wird man sich ewig erinnern, und er wird wie ein leiser Unterton bei den Aufgaben der nächsten Zeit mitklingen.

Ausgleichend und konzentrationsfördernd wirken sowohl Johanniskraut (dreimal 300 Mikrogramm Gesamthypericin pro Tag) als auch Kava-Kava. In einem wissenschaftlichen Vergleich mit den chemischen Benzodiazepin-Beruhigungsmitteln bewies man 1993, daß Kava-Kava die Konzentrationsfähigkeit fördert, während die Psychopharmaka sie nachweislich verschlechterten. Das heißt: Wenn Angst und Distreß bei Konzentrationsstörungen eine Rolle spielen, schafft Kava-Kava diese Ursachen beiseite und macht den Kopf der Betroffenen wieder frei für gestellte Aufgaben statt für die Frage: Werde ich es in der angegebenen Zeit schaffen? Bei Konzentrationsstörungen sollte man täglich 120 Milligramm Kavapyrone einnehmen. Noch ein Hinweis: Achten Sie auf die Mengenangabe auf den Packungen von Kava-Kava-Fertigpräparaten!

## Spannungskopfschmerzen

Die meisten Kopfschmerzen, unter denen Menschen heute leiden, haben ihre Ursache in Streß und psychischem Unwohlsein. Es sind sogenannte Spannungskopfschmerzen. Patienten beschreiben den Schmerz folgendermaßen: »als drücke einem jemand die Adern im Nacken zu« oder »als würde der Kopf in einen Schraubstock gezwängt«. Jährlich leiden 88 Prozent aller Frauen und 69 Prozent der Männer unter diesen Schmerzen. Die Beschwerden resultieren meistens aus einer totalen Verspannung des Nackens und ziehen sich über den Hinterkopf bis nach vorne zur Stirn. Viele Betroffene geben zu, daß die Schmerzen meist über Nacht verschwinden.

Statt zu Schmerzmitteln zu greifen, probieren Sie es doch einmal mit Schlaf und Johanniskraut (die üblichen 900 Mikrogramm Gesamthypericin am Tag). Es wirkt entspannend und fördert die Serotoninausschüttung, was wiederum die Freisetzung von schmerzlindernden Stoffen im Gehirn begünstigt. Sie schlafen gut, und der Schmerz verfliegt von selbst.
Wenn die Kopfschmerzen situationsbedingt auftauchen, also beispielsweise immer dann, wenn man zuviel von Ihnen verlangt, können sie mit Versagensängsten zusammenhängen. Dann geht es zunächst einmal darum, die Angst abzuschaffen, damit der psychische Druck nachläßt, der die Kopfschmerzen verursacht. Hier kann eine Kur mit Kava-Kava-Fertigpräparaten (Tagesdosierung: 120 bis 240 Milligramm) helfen.

## Andauernd nervös

Wenn Nervosität nicht eine kurze, vorübergehende Stimmung an irgendeinem besonderen Tag (erster Arbeitstag, Geburtstag etc.) ist, sondern quasi zum Dauerzustand wird, sollte man etwas dagegen unternehmen. Die vermehrte Ausschüttung von Streß- und Angsthormonen verändert nämlich nachweislich die Blutfettwerte. Steigen diese Werte, so droht die Gefahr von arteriosklerotischen (gefäßverengenden) Veränderungen der Blutbahnen. Weitere Symptome von Nervosität oder vegetativer Dystonie: Verstopfung, trockener Mund, verspannte Nakken-, Schulter- und Kopfmuskulatur, schweißnasse Füße und Hände sowie Händezittern. Diese Beschwerden beseitigt Johanniskraut meistens schon binnen weniger Tage. Untersuchungen haben gezeigt, daß sich diese Wirkung des Johanniskrauts nicht durch einen einzigen Wirkstoff, sondern mit dem Zusammenspiel von Hypericin, Flavonoiden und Gerbstoffen erklären läßt.

Nervosität kann aber auch eine Folge von Angst sein. Menschen, die unter Angststörungen leiden, befinden sich in einem Teufelskreis von Panikattacken, Angst vor der Angst und sogenannten Ruhephasen, in denen sie die nächste drohende Angstattacke befürchten.

Um in diesen Kreislauf etwas mehr Ruhe zu bringen, ist Kava-Kava ein ausgezeichnetes Mittel. Zwar kann man damit »nicht mal eben schnell eine Attacke niederringen«, doch mit einer langfristigen Therapie von vier bis sechs Wochen mit täglichen Gaben von 120 bis 240 Milligramm Kavapyronen wird die Grundstimmung ausgeglichener, angstfreier und entspannter. Die Nervosität läßt nach, der Körper findet zur Erholung zurück.

## Asthma und Angst

Auf die Vorgänge in Lunge und Bronchien während eines Anfalls hat Kava-Kava keinen Einfluß. Es kann aber die psychische Grundsituation beeinflussen. Jeder Asthmatiker weiß, daß er im Falle eines Anfalls ganz ruhig bleiben muß. Das ist jedoch schwerer getan als gedacht, denn nicht zu Atem kommen löst Todesängste aus. Kava-Kava verhilft zu Entspannung, wenn durchwachte Nächte und die harten Medikamente, die im akuten Fall anzuwenden sind, die Verfassung des Patienten belasten. Besonders in Zeiten gehäufter Anfälle ist die längerfristige Einnahme von Fertigpräparaten zu empfehlen. Sie beeinflußt die Stimmung der Betroffenen positiv.

Asthma kann allergische Ursachen haben. Ebenso häufig ist es aber auch psychosomatischer Natur. Das heißt, der Auslöser solcher Anfälle liegt in der eigenen Psyche. Angst hat sehr viel damit zu tun. Hinzu kommt, daß irgendwann die Angst vor dem nächsten Anfall so groß ist, daß sie allein schon ausreicht, um keine Luft mehr zu bekommen. Ein Teufelskreis, aus dem man eventuell auch entfliehen kann, indem man mit Kava-Kava erst einmal gegen die Angst vorgeht.

| |
|---|
| Über ungefähr vier Wochen sollten täglich 120 bis 240 Milligramm Kavapyrone geschluckt werden. Wenn dadurch keine Besserung eintritt, muß man einen Therapeuten (Arzt, Heilpraktiker) aufsuchen. Ohne ärztliche Aufsicht sollte Kava-Kava auf keinen Fall länger als drei Monate eingenommen werden! |

## Bettnässen – sich vor Angst in die Hose machen

Es trifft weit häufiger Jungen als Mädchen und beginnt, nachdem das Kind schon völlig trocken war, meist im Alter von drei oder vier Jahren: Bettnässen. Diese nächtlichen »Pannen« sind für die Kinder peinlich und für die Eltern lästig. Schimpfen ändert daran gar nichts, im Gegenteil, es verunsichert das Kind nur noch mehr. In 90 Prozent aller Fälle liegen ohnehin keine organischen Defekte vor, sondern lösen psychische Symptome das Bettnässen aus. Deshalb ist es besonders wichtig, das Kind nicht zu strafen, sondern Nächte ohne Zwischenfälle zum positiven Erlebnis zu machen. Lob sowie eventuell ein Vermerk im Kalender stärken das Selbstbewußtsein und lassen beim Kind Stolz auf die eigene Leistung aufkommen.

Ganz wichtig ist aber auch, die psychischen Ursachen unter die Lupe zu nehmen. Dazu eine Geschichte, die eine 27jährige Studentin erzählt: »Meine Eltern sind fast mit mir verzweifelt. Ich war bereits sieben Jahre alt und machte noch jede Nacht ins Bett. Es gab keinen Morgen, wo es nicht passiert war. Doch anstatt Druck auf mich auszuüben und mir zu drohen, schickten meine Eltern mich in eine Kinder-Therapiegruppe. Dort habe ich mich schnell sehr wohl gefühlt, mit den anderen Kindern gespielt und auch die Therapeutin sehr gemocht. Nach einiger Zeit sollte ich aufmalen, wovon ich nachts träumte. Das wußte ich sofort: Die Geister, die jede Nacht bei mir waren. Ich malte sie so gut, wie ich sie erinnerte, und hatte schnell einen Stapel Papier mit vielen verschiedenen Geistern zusammen. Bis eines Tages in der Kinder-Therapiegruppe ein Sommerfest veranstaltet wurde. Auf diesem Fest wurde ein Lagerfeuer veranstaltet, bei dem die Papierbögen feierlich mit meinen Geistern verbrannt wurden.

Von diesem Tag an habe ich nie wieder ins Bett gemacht. Denn die Geister waren ja verbrannt, meine Angst war verschwunden.«

Anhand dieser Geschichte läßt sich deutlich nachvollziehen, warum das Kind nachts nicht trocken blieb. Es machte sich buchstäblich vor Angst in die Hose.

Das Einreiben des Unterbauchs (Hüften und Beckenraum) mit Johanniskrautöl aktiviert die Beckenbodenmuskulatur, entspannt die Nerven und macht so die Kontrolle über die Blase für das Kind leichter. In schweren Fällen können eine Teekur und das Öl kombiniert werden, manchmal reicht aber auch schon eines von beidem.

Probieren Sie aus, was besser wirkt. Bei Mädchen ist Johanniskraut in 31 Prozent aller Fälle einer wissenschaftlichen Untersuchungsgruppe erfolgreich gewesen, bei den Jungen waren es elf Prozent.

> Wenn höchstwahrscheinlich Angst der Grund für das Bettnässen ist, kann Kava-Kava die richtige Therapie sein: Dazu werden vier bis sechs Wochen lang täglich 120 Milligramm Kavapyrone gegeben. Ändert sich unter dieser Behandlung oder durch Johanniskraut nichts, sollten die Eltern mit ihrem Kind einen Therapeuten aufsuchen.

Ein anderer Trick hat sich als grundlegend falsch erwiesen: Viele Eltern tragen ihre Kinder, wenn sie selbst zu Bett gehen, noch einmal zur Toilette. Dabei werden die Kleinen meistens gar nicht richtig wach. Und genau da liegt auch das Problem. Eine Verhaltensänderung kann nur bewirkt werden, wenn der Gang zur Toilette zum bewußten Erlebnis wird. Das Kind sollte also geweckt, ein kleines Licht angeschaltet, die Hausschuhe angezogen und der Weg zum Örtchen auf den eigenen Füßen zurückgelegt werden. Wer dabei lieb und ruhig mit seinem Kind spricht, wird dafür sorgen, daß der Extragang nachts nicht als erschreckend oder nervend empfunden wird. Natürlich gibt es auch hier großes Lob für einen »Geschäftserfolg«.

## Menstruationsstörungen

Schmerzhafte und starke Menstruationsblutungen können die verschiedensten Ursachen haben. Deshalb sollten mögliche körperliche Befunde (krankhafte Veränderungen an Gebärmutter und Eierstöcken, Wucherungen von Gebärmutterzellen, Drüsenstörungen) erst einmal von einem Gynäkologen abgeklärt werden.
Andere Ursachen liegen im psychischen Bereich (Streß, Ängste, Partnerschaftskonflikte).

> Hier kann Kava-Kava sehr gut eingesetzt werden, denn es entspannt, entkrampft und lindert Schmerzen. Außerdem löst Kava-Kava Ängste, die nicht selten der Grund für die Verspannungen sind. Mediziner stellten fest, daß Frauen, die einmal eine schmerzhafte Regel erlebten, danach häufig chronisch unter diesen Beschwerden zu leiden beginnen. Kava-Kava (120 bis 240 Milligramm Kavapyrone am Tag) ist kein Erste-Hilfe-Mittel, sondern nur für eine Langzeittherapie geeignet, bei der die Beschwerden allmählich ganz verschwinden.

Bei starken Regelblutungen sind zusätzlich Hirtentäschelkraut und Ackerschachtelhalm zu empfehlen. Zwei Tage vor der erwarteten Menstruation wird mit dem Trinken des Tees begonnen. Dazu wird zweimal täglich aus einem Teelöffel Kräutern (zu gleichen Teilen) und einer großen Tasse kochendem Wasser der Heiltee (zehn Minuten ziehen lassen, dann abseihen) zubereitet.

# Kava-Kava – ein Aphrodisiakum?

## Keine Lust mehr auf Liebe?

Oft hat dieses Gefühl unbewußt auch etwas mit Angst zu tun. Streß im Beruf und ständiger Leistungsdruck lassen den Mann abends halbtot vor dem Fernseher einschlafen. Je mehr die Partnerin drängt, desto häufiger entstehen auch im Bett Leistungsdruck und Versagensängste.

Selbst wenn die einfühlsame Partnerin versucht, wenigstens das Schlafzimmer als streßfreie Zone zu erhalten, vermißt sie doch Sex und Zärtlichkeit. Nicht selten beginnt sie dann, an sich selbst zu zweifeln. Streit und Frust auch außerhalb des Schlafzimmers sind vorprogrammiert.

Oder es ist umgekehrt. Nach Schwangerschaft und Geburt sowie Wochenbett trauen sich viele Frauen nicht, wieder zur Geliebten zu werden. Nach den starken körperlichen Veränderungen der letzten Monate hält sie sich womöglich nicht mehr für attraktiv, fürchtet die Blicke und Berührungen ihres Partners. Diese Unsicherheit kann ebenfalls zu Angst vor Sex führen.

Angst richtet also auch in der Partnerschaft große Schäden an. Seine Versagensängste, ihre Befürchtung, schwanger zu werden (wer glaubt, daß diese Angst mit der Pille ein Ende fand, irrt sich gewaltig!) oder unattraktiv zu sein – ein schönes, entspanntes Liebesleben ist so kaum möglich.

Auch wenn eine Partnerschaft über die erste Verliebtheit hinaus ist, kann Sex zum Problem werden. Wenn man jeden Abend zusammen ins gleiche Bett steigt, ist es gar nicht so einfach, den Anfang zu mehr als zum bloßen Nebeneinander-Einschlafen zu finden. Es gibt eine Menge Partnerschaften, in de-

nen seit Jahren im Bett nichts mehr läuft: Mann und Frau leben wie Bruder und Schwester miteinander.
Wer denkt, er hat keine Lust mehr auf die Liebe, sollte hinterfragen, was wirklich los ist. Vielleicht stecken Ängste dahinter. Dann kann es erstens helfen, darüber zu reden, und zweitens kann eine Kava-Kava-Kur dafür sorgen, daß die Grundstimmung sich ändert.
Über ungefähr vier Wochen sollten täglich 120 bis 240 Milligramm Kavapyrone geschluckt werden.
Denn wer entspannt und ohne Angst ist, bekommt Lust: Lust auf das Leben, auf Kontakte, aber auch auf die Liebe.

## Aphrodisiaka – Phantasie, Phantasterei und Wirklichkeit

Die Idee der Menschen, luststeigernde Mittel für die Liebe zu entdecken, existierte schon in der Antike. Allerdings fanden nicht wenige den Tod statt die Lust. In wilden Versuchen wurden immer wieder Rauschmittel zur Luststeigerung ausprobiert. Dabei waren längst nicht alle diese Substanzen vergleichsweise so harmlos wie Marihuana oder Haschisch aus dem Hanf (Cannabis), und wer sie überdosierte, erlebte nicht den Riesenorgasmus, sondern starb an einer Vergiftung. Auch in der folgenden Tabelle sind – der Vollständigkeit halber – ein paar mit Totenköpfen gekennzeichnete Giftpflanzen aufgeführt. In jedem Fall sollten Sie aphrodisierende Pflanzen nicht selbst sammeln und – wie auch immer – verarbeiten, sondern lieber in der Apotheke kaufen und sich beraten lassen.
In Asien, vor allem in China, werden Bestandteile bestimmter Tiere zur Steigerung von Liebeskraft und -lust verwendet: Nashornhoden, Löwenpenis oder die Genitalien anderer als

potent geltender Großtiere, getrocknet, pulverisiert und zu Tees verarbeitet. Alles nach dem Motto: Der Mensch ist, was er ißt. Wer also Teile dieser Genitalien zu sich nimmt, entwikkelt denselben Sexhunger und dieselbe Manneskraft wie das getötete Tier. Das ist schlichtweg Schwachsinn, funktioniert nicht und führt obendrein zu irrsinnig grausamen Massenmorden an zum Teil bedrohten Tierarten.

Auch jenen Mittelchen, die über Kleinanzeigen in bestimmten Blättern feilgeboten werden, sollte man mißtrauen. Erstens sind sie heftig teuer und zweitens meistens unwirksam. Der Markt ist groß, und das Geschäft mit der Lust lohnt sich. Jedes Jahr gehen im Bereich Aphrodisiaka und Potenzmittel Millionen über die Ladentheke. Wenn gerade bei Potenzproblemen nichts mehr geht, sollte man sich jedoch zunächst an einen Urologen wenden, der dann entscheiden wird, ob man vielleicht für Viagra in Frage kommt. Er kann auch herausfinden, ob die Erektionsstörungen eventuell medizinisch begründet sind (z. B. Prostataentzündungen). Oft läßt sich so ein Problem nämlich behandeln, und das andere erledigt sich dann von allein.

Die Schulmedizin bezweifelt jegliche aphrodisierende Wirkung von Heilkräutern und Gewürzen.

»Viel Gerede, aber keine wissenschaftlichen Ergebnisse« – damit lehnen Mediziner natürliche Aphrodisiaka ab. Aber wie sollte eine luststeigernde Wirkung, die ja auch viel mit subjektivem Empfinden zu tun hat (gerade wenn es um das Lustempfinden von Frauen geht und nicht um die meßbare Steigerung von Erektionen), wissenschaftlich objektiv bewertet werden? Für die ungefährlichen Mittel aus der Natur, die in der folgenden Tabelle aufgeführt sind, gilt deshalb: Probieren Sie es einfach mal aus! Machen Sie sich mit Ihrem Partner oder Ihrer Partnerin einen schönen Abend, und bringen Sie – vielleicht mit Kava-Kava? – eine neue Variante in Ihr Liebesleben!

## Übersicht der als aphrodisierend geltenden Pflanzen

| Pflanze | So wirkt sie |
|---|---|
| **Alraune** (*Mandragora autumnalis*) | Vorsicht, eine Überdosierung ist gefährlich! Früher legte man die Wurzel dieses Nachtschattengewächses in Wein ein. Diese Pflanze soll enthemmend und auf die Libido anregend wirken. |
| **Bilsenkraut** (*Hyoscyamus niger*) ☠ | Als Kräuterhexen und Alchimisten noch Liebesgetränke herstellten, verwendeten sie grundsätzlich auch dieses Kraut. Es scheint nachhaltig zu wirken, besonders auf die Erektion des Mannes. Heute wird davon aber abgeraten, weil es schnell überdosiert werden und dann sogar tödliche Folgen haben kann. Man bekommt es ohne Rezept auch nicht in der Apotheke. |
| **Cayennepfeffer** (*Capsici fructus acer*) | Das stoffwechselanregende Capsaicin und die in den Chilischoten enthaltenen Alkaloide bringen den Verzehrer in eine euphorische Stimmung. Also kochen Sie doch mal richtig scharf mit Chili aus der Apotheke. Und probieren Sie aus, ob Scharfes scharf macht. |
| **Damiana** (*Folia damianae*) | Schon die Majas nannten dieses mexikanische Wildkraut die »Pflanze der Liebe«. Sie versetzt ihre Konsumenten in einen euphorischen Zustand. Man kann wäßrige oder alkoholische Auszüge der Pflanze trinken, sollte aber die Dosierung mit einem Fachmann in der Apotheke absprechen. |

| Pflanze | So wirkt sie |
|---|---|
| **Ingwer** (*Zingiberis rhizoma*) | Wird in den meisten tropischen Ländern kultiviert, als bester gilt der javanische, meistens kommt er aber aus China. Ein halbes bis ein Gramm grob gepulverter Ingwer wird mit einer Tasse kochendem Wasser übergossen und in kleinen Schlucken getrunken. Nicht mehr davon nehmen, denn es wirkt in höherer Dosierung abführend. Das ätherische Öl bringt den Kreislauf auf Trab und sorgt für eine gute Durchblutung. |
| **Kardamom** (*Elettaria cardamomun)* | In den arabischen Ländern wird dieses Gewürz mit Kaffee aufgekocht als Aphrodisiakum geschätzt. Besorgen Sie sich dazu in der Apotheke vorsichtig behandelten Kardamom. |
| **Kava-Kava** (*Piper methysticum*) | Die entspannende Wirkung von Kava-Kava als Aufguß soll sich erfreulich aufs Liebesleben auswirken. Zwar ist auch die Wurzel in der Apotheke erhältlich, doch bevor man daraus einen Auszug herstellt, sollte man sich vom Apotheker beraten lassen, denn auch Kava-Kava wirkt halluzinogen. Bei Angstgefühlen im Zusammenhang mit Sex hilft die Pflanze als Tablette über einen längeren Zeitraum genommen sicher weiter. |
| **Kolanuß** (*Nuces Colae)* | Die Samen des Kolanußbaums enthalten besonders in frischem Zustand sehr viel Koffein, Theobromin und Gerbstoffe. Diese Substanzen wirken anregend und stimulierend auf den Körper. Die Nüsse bekommt man in der Apotheke. Fragen Sie dort auch nach der verträglichen Dosis! |

| **Pflanze** | **So wirkt sie** |
|---|---|
| **Muira Puama** (*Lignum Muira puama*) | Das Harz dieses Baums enthält Verbindungen, die auf das Zentralnervensystem wirken und sexuelle Erregung fördern. Das Holz oder ein Extrakt ist in der Apotheke erhältlich. Die Dosierung sollten Sie mit dem Apotheker besprechen. |
| **Muskatnuß** (*Myristica fragrans*) | Was selbstgemachtes Kartoffelmus mit gutem Sex zu tun haben soll? Viel, wenn Sie kurz vor dem Servieren ein bißchen Muskatnuß frisch darüberreiben. Allerdings muß man auch hier vorsichtig dosieren. Denn fünf Gramm können zu Halluzinationen führen. Einige Inhaltsstoffe der Muskatnuß haben nämlich meskalin- und amphetaminartige Wirkungen. |
| **Nelken** (*Caryophylli flos*) | Könnte man die Gewürznelke selbst als Aphrodisiakum verwenden, müßten sich auf Weihnachtsmärkten unglaubliche Szenen abspielen, denn Nelken sind Bestandteil aller Glühwein-Gewürzmischungen. Es ist wohl eher das Nelkenöl, das man für die Liebesstunden verwenden sollte. Aber vorsichtig: Zuviel davon wirkt einschläfernd! Wenig Nelkenöl (riecht übrigens nicht besonders gut) enthält viel Eugenol, das eine enthemmende Wirkung auf den Menschen haben soll. |

| Pflanze | So wirkt sie |
|---|---|
| **Safran** *(Croci stigma)* ☠ | Was heute Speisen gelb färbt, wurde früher als Halluzinogen und Opiumersatz verwendet. Den Safran sollte man am besten im Essen verwenden, besonders in Reisgerichten. Denn hier verzaubert er schon als Geschmacksträger. Eine Maximaldosis von 1,5 Gramm am Tag darf aber keinesfalls überschritten werden, denn schon bei fünf Gramm geht es einem sehr schlecht (Übelkeit, Schwindel, Kollaps, Blutungen, Verfärbungen der Haut etc.). Die tödliche Dosis liegt zwischen zehn und 20 Gramm, aber die wäre auch ziemlich teuer. Safran kostet mehr als Gold. |
| **Quebrachorinde** (*Quebracho cortex*) | Der hohe Anteil von Yohimbin sorgt für eine Erweiterung der Blutbahnen und Atemwege. Genutzt werden kann das bei Asthma und Bronchitis, aber auch zur besseren Durchblutung des Genitalbereiches, was wiederum aphrodisierend wirkt. Es sollten pro Einnahme nicht mehr als fünf Gramm Quebrachorindentinktur verwendet werden. Sie schmeckt übrigens sehr bitter. |
| **Yohimbé** (*Pausinystalia yohimba*) | Tabletten und Kapseln aus der Rinde des westafrikanischen Baums werden sogar von Urologen gegen Potenzstörungen verschrieben. Allerdings gibt es sie nur auf Rezept. Quebrachorinde und Muira Puama enthalten ebenfalls viel Yohimbin und sind in der Apotheke frei verkäuflich. |

# Ängstlich, gestreßt oder verspannt – ergänzende Anwendungsmöglichkeiten zu Kava-Kava

## Atmen Sie den Streß weg!

Aufregungen, Streß, Ängste regelrecht wegpusten – das geht mit sieben verschiedenen Atemübungen aus dem Yoga. Nehmen Sie sich eine kurze Auszeit, kommen Sie zur Ruhe, finden Sie Ihre Mitte wieder!
Bei Angststörungen täuscht man sich auch oft in den Empfindungen. Beispielsweise ist das Gefühl, keine Luft mehr zu bekommen, oft schlichtweg falsch. Meist ist es nicht so, daß dem Körper zuwenig Sauerstoff angeboten wird, sondern zuviel. Durch schnelles ständiges Atmen (Hyperventilation) wird die Lunge unnötig gebläht, was wiederum Auswirkungen auf benachbarte Organe wie das Herz hat. Diese werden regelrecht beiseite gedrängt und können ihren Aufgaben nur noch unzulänglich nachkommen. Das heißt, der Angstkranke hat nicht etwa ursächlich Herzprobleme, sondern er schafft sich mit hektischem Atmen welche.
Bei jeder Atemübung ist Ruhe ganz besonders wichtig. Nicht ich atme, sondern es atmet mich! Der Atem geschieht von allein. Man kann ihn nur in der einen oder anderen Weise steuern, indem man ihn beobachtet sowie bewußt erlebt und lenkt. Deshalb kann man während einer Angstattacke diese Atemübungen nicht ausführen. Besser ist es, Yoga im Normalzustand zu erlernen und später dann gegen die Panik einzusetzen. Dafür muß man die Atemübungen aber schon sehr gut beherrschen. Die folgenden Übungen stammen aus dem Hatha-Yoga.

### Benutzen Sie Ihr Zwerchfell

Die kurzen flachen Atemzüge, die die meisten Menschen normalerweise machen, reichen für eine vernünftige Sauerstoffversorgung des Körpers gar nicht aus. Sie sollten auf Dauer versuchen, die hier vorgestellte Bauch- oder Zwerchfellatmung zu benutzten, das heißt möglichst tief zu atmen.

Füllt das Einatmen die beiden Lungenflügel bis in ihre Spitzen, so drücken diese den darunter sich wölbenden Zwerchfellmuskel nach unten, was wiederum die Weichteile in den Bauchraum schiebt: Der Bauch wölbt sich nach außen. Mit dem Ausatmen ist die Bewegung genau rückläufig.

Zum Üben legt man beide Hände locker unterhalb des Bauchnabels auf die Bauchdecke, die sich im Atemfluß deutlich dehnend und wieder nachgebend bewegen soll. Das ist sowohl im Liegen als auch im Stehen oder Sitzen möglich.

Man soll nie schnell üben, sondern den Atemreiz sich von allein entfalten lassen. Die Haltung ist eher beobachtend und fördernd als fordernd.

Gerade durch ihre Bewegung in den Bauchraum hinein ist diese Übung anregend für Stoffwechsel und Verdauung. Außerdem hilft sie zur Entschlackung. Zugleich wirkt sie lösend und befreiend auf die Seele. Ein großes Aufatmen geht durch den ganzen Menschen.

### Machen Sie Ihren Brustkorb weit

70 Prozent aller Menschen atmen nur in einer reduzierten Form und verzichten dadurch ein Leben lang darauf, dem Organismus soviel Sauerstoff anzubieten, wie es möglich wäre. Das Atemvolumen ist eingeschränkt, die Lungen füllen sich nur im oberen und mittleren Bereich, die Bewegung läuft mehr in die Breite als in die Tiefe.

Die hier vorgestellte Atmung kann zum Lösen von Verspan-

nungen im Brustraum (Brustwirbelsäule) eingesetzt werden, wobei es auf das völlige Loslassen während des Ausatmens ankommt. Entspannung ist aber immer der erste Schritt weg von Streß und Panik.
Man übt diese Atmung wahlweise im Stehen, Sitzen oder Liegen aus, indem die beiden Hände flach so auf die Rippen gelegt werden, daß die kleinen Finger rechts und links in der Taille aufliegen. Beim Einatmen füllt und dehnt sich der Brustkorb unter den Händen spürbar in die Breite. Mit dem Ausatmen senken sich die Hände. Lassen Sie die Hände in der Position auf dem Brustkorb ruhen, und warten Sie, bis der nächste Einatemreiz von allein kommt.

**Hecheln Sie Angst und Schrecken weg**

Frauen, die geboren haben, kennen diese Form der flachen Atmung aus der Geburtsvorbereitung. Hierbei wird möglichst schnell (zwischen zwei Preßwehen) viel Sauerstoff geholt, um für die anstrengende Muskelarbeit zur Verfügung zu stehen. Bei dieser Atemtechnik bewegt und füllt sich nur der obere Teil der Lungenflügel.
Diese kleine, flache Atmung wird auch die Angstatmung genannt, weil sie sich in entsprechenden Situationen von selbst einstellt: Man will ganz unbemerkt sein, nichts soll sich mehr bewegen. Der Körper holt sich nur noch eine Notration an Sauerstoff. Parallel dazu erstarrt der ganze Körper, verkrampft sich vor Angst oder Schrecken. Im Volksmund heißt es: »Mir bleibt die Luft weg!« In so einem Fall hilft es, bewußt und lösend durchzuatmen, die Lungen ganz mit Luft zu füllen, so daß dadurch der Rumpf bewegt wird. Das beruhigt!
Zum Üben der hechelnden Atmung legt man die beiden Hände flach unterhalb der Schlüsselbeine auf die Brust, so daß die

Fingerspitzen auf dem Brustbein liegen, und spürt der Bewegung unter den Handflächen nach.

**Durch die Nase atmen, um einzuschlafen**

Das ist eine gezielt einsetzbare Technik, die einfach nur Konzentration auf den Atem verlangt. Allein dadurch wirkt sie beruhigend. Gedankenwirrwarr gleitet in den Hintergrund. Rhythmisches Gleichmaß entspannt das vegetative Nervenzentrum. Die natürliche Müdigkeit kann sich entfalten. Der Übergang zum Schlaf wird einfach.

Deswegen wird dieses Atmen als Ein- und Durchschlaftraining bei Schlafstörungen geübt.

Man kann dazu auf dem Rücken liegen, noch einfacher ist es jedoch in Seitenlage: Am besten legt man sich zu Beginn auf die rechte Seite (denn dann ist kein erhöhter Druck auf das Herz gegeben) und hat den rechten Arm bequem so abgewinkelt und aufgelegt, daß die Hand vor dem Gesicht ist.

Ohne Druck wird die Zeigefingerkuppe ganz leicht zwischen den Augenbrauen aufgelegt, während die Mittelfingerkuppe den untersten Rand des linken Nasenflügels berührt und die Daumenkuppe entsprechend den unteren Rand des rechten Nasenflügels.

Es bedarf fast keines Druckes, um nun im Wechsel mal die rechte, mal die linke Nasenhälfte zu verschließen und durch die jeweils andere aus- und auch wieder einzuatmen. Die Fingerkuppe ist dabei kaum zu spüren!

In der Vorstellung fließt der langsame Atem auf der einen Seite in die Nase, oben unter dem Zeigefinger hindurch und auf der anderen Seite aus der Nase, wo sodann der neue Atemzug von allein beginnt. Dieser scheinbare Weg ist eine suggestive Täuschung.

Der Punkt zwischen den Augenbrauen ist ein Reflexpunkt des

vegetativen Nervensystems. Die Vorstellung des leicht massierenden Flusses durch diesen Punkt wirkt entspannend und beruhigend. Die Konzentration auf den Atemfluß läßt alle Gedanken langsam zurücktreten und abfallen. Die Schwelle zum Schlaf ist erreicht.

**Ein kräftiges »Ha« macht wieder wach**

Genau das Gegenteil bezweckt die Ha-Atmung. Sie wirkt nervenstärkend sowie -anregend und kann im Sitzen, besser noch im Stehen geübt werden.

Die Füße stehen hüftbreit auseinander fest auf dem Boden. Dann wird die Luft so kräftig und energisch durch die Nase eingezogen, daß die Nasenflügel leicht an die Nasenscheidewand gezogen werden und ein saugendes Geräusch entsteht. Ist ein großes Luftvolumen bis in die Lungenspitzen aufgebaut, so wird der Mund geöffnet und die Luft mit einem kräftigen, hörbaren »Ha« ausgestoßen, wobei der Körper etwas nach vorne nachgibt und der Bauch eingezogen wird.

Erst wenn sich der nächste Einatemwunsch von selbst meldet, beginnt man von vorn. Das ist etwa zehnmal zu wiederholen. Die Ha-Atmung verscheucht Müdigkeit und steigert die Leistungskraft. Gleichzeitg beruhigt diese Übung gereizte Nerven.

**Noch anregender: Hacken Sie mal Holz!**

Diese Atemübung wirkt noch belebender und kreislaufanregender als die Ha-Atmung. Sie sollte nicht von Menschen mit hohem Blutdruck ausgeführt werden, ist aber ausgesprochen empfehlenswert bei niedrigem Blutdruck, leichter Müdigkeit sowie Neigung zu kalten Händen und Füßen.

Man steht mit hüftbreit auseinandergestellten Füßen leicht nach vorne gebeugt und entspannt. Ein Arm wird angehoben, der andere gesenkt, beide in sich locker. Dann schwingt man

die Arme im Wechsel nach unten und oben. Dabei ist jeweils ein Arm unten und der andere oben: eine kraftvolle Bewegung wie beim Holzhacken.
Je nach Befinden übt man zehn bis 20 Sekunden lang, wobei der Pulsschlag sich heftig erhöht (bis zu ca. 140 Schläge pro Minute), um dann in wenigen Minuten wieder zum Ruherhythmus zurückzufinden (ca. 70 Pulsschläge pro Minute).
Ihren Atemrhythmus bestimmen Sie dieses Mal selbst. Mancher kann beim Einatmen nur zwei Schläge, andere können vier oder gar sechs ausführen. Auch hier sollten Sie keineswegs in Hektik geraten oder irgend etwas erzwingen, denn sonst droht die Gefahr der Hyperventilation.

**Mehr Sauerstoff durch das Atemkreuz**

Man kann diese Übung im Sitzen, Liegen oder Stehen ausführen. Sie dehnt, spannt und entspannt den ganzen Körper und gehört zu den besten täglichen Aufwachübungen.
Während des Einatmens werden beide Arme gestreckt langsam schräg bis zu einem hohen V rechts und links des Kopfes gehoben und dann in den Schultergelenken so gedreht, daß der Daumen Richtung Füße zeigt und der Handteller nach hinten.
Das Heben füllt die Lungenflügel bis in die Spitzen. Die Drehung der Arme weitet die Lungen zusätzlich in die Breite, so daß ein größtmögliches Volumen entsteht – ein gesundes »Hallo wach«! Man geht den Tag mit geraden Schultern an und läßt sich nicht so schnell »kleinmachen«.

*Kurzübersicht: Tips zu den Atemübungen im Hatha-Yoga*

- Lernen Sie, sich Ihrem Atem zu überlassen. Es atmet Sie, und nicht Sie atmen.
- Angst führt oft zu Hyperventilation.

- Hyperventilation fühlt sich an, als ob man zuwenig Luft bekommt, resultiert aber aus zuviel Atmen.
- Oft sind von der Hyperventilation ausgelöste »Herzprobleme« nur durch zuviel Sauerstoff im Brustraum entstanden.
- Wer Hatha-Yoga beherrscht, kann seine Angst auf natürliche Weise in den Griff bekommen.
- Fragen Sie bei der Volkshochschule in Ihrer Nähe nach Yoga-Kursen.

## Hautbürsten für mehr Schwung

Durch das gezielte Bürsten der Haut werden bestimmte Reflexzonen gereizt. Diese Zonen sind über das Nervensystem mit den einzelnen inneren Organen verbunden, so daß Sie diese »über die Haut« direkt und gezielt beeinflussen können: Die Durchblutung und der Fluß der Lymphe werden angeregt; das gesamte Immunsystem kommt in Schwung; die Schweißproduktion verbessert sich, und der Körper entspannt. Eine regelmäßig gebürstete Haut kann ihrer Funktion als Entgiftungsorgan besser nachkommen. Nach dem Hautbürsten fühlen Sie sich »wie neugeboren« und entwickeln neue Kraft. Das ist besonders wohltuend, wenn der Körper durch Angst und Überlastung ständig im Streß ist.

**So wird's gemacht:**

Nehmen Sie eine langstielige Bürste mit weichen Naturborsten oder einen speziell zum Hautbürsten gefertigten Handschuh (erhältlich in Apotheken oder Drogerien). Beginnen Sie mit dem Bürsten beim großen Zeh am rechten Fuß. Bürsten Sie langsam, mit gleichmäßigem, sanftem Druck hinauf in Richtung Herz bis zur Achselhöhle. Nehmen Sie sich dann den

linken Fuß auf die gleiche Weise vor. Dann setzen Sie das Hautbürsten an den Armen fort. Vergessen Sie dabei nicht, immer in Richtung Herz zu bürsten! Von den Schultern und vom Kopf geht es dann abwärts – ebenfalls Richtung Herz. Bürsten Sie in Kreisen um die Brust herum. Sparen Sie dabei aber die empfindlichen Brustwarzen aus. Auch das Gesicht soll nicht gebürstet werden.
Bürsten Sie Ihre Haut immer vor dem Duschen oder Waschen; dadurch werden abgestorbene und durch das Bürsten gelöste Hautpartikel entfernt. Nach der Dusche oder dem Waschen können Sie Ihre Haut mit einer Körperlotion behandeln.
So gehen Sie gut durchblutet und entspannt in den Tag. Das hat auch Auswirkungen auf Ihr Nervenkostüm. Sie sind belastbarer.

*Kurzübersicht: Hautbürsten*

- Wer nachts schlecht schläft, ist morgens fix und fertig.
- Das Ankurbeln von Kreislauf und Durchblutung sowie das Fördern der Hauterneuerung machen richtig wach!
- Wem es psychisch schlechtgeht, der gibt sich oft zuwenig Mühe mit sich selbst.
- Hautbürsten ist ein erster Schritt, etwas für sich zu tun.

## Ernährung und Lebensgewohnheiten

Es kommt darauf an, sich richtig zu ernähren, denn auch eine falsche Ernährung kann psychische Auswirkungen haben. Vitamine, Spurenelemente und Mineralstoffe (siehe Tabelle auf Seite 91 ff.) müssen im richtigen Maß zugeführt werden. Ein einfaches Beispiel: B-Vitamine sind reine Nervennahrung. Ste-

hen dem Körper davon zuwenig zur Verfügung, können Nervosität und Depressionen die Folgen sein.
An der Übermittlung von Nachrichten über die Nervenbahnen sind aber auch viele andere Vitamine und Mineralstoffe beteiligt. Ausgewogene Ernährung ist also auch ein Schlüssel zu besseren Nerven, weniger Angst und schlechter Laune. Deshalb sollten die ganz groben Fehler einer vollwertigeren Ernährung weichen.

**Was Sie vermeiden sollten:**

- Keine Süßigkeiten, kein Zucker – damit erhöht man zwar kurzfristig den Blutzuckerspiegel, gewinnt aber nur scheinbar an Konzentrationsfähigkeit. Sinkt der Spiegel – und das geht ziemlich schnell –, schreit der Organismus nach mehr, oder die Aufmerksamkeit weicht einer üblen Müdigkeit. Die Folgen sind Lustlosigkeit und depressive Verstimmungen.
- Keine Weißmehlprodukte – genausogut könnte man nämlich Styropor futtern. Weißmehl (Typ 405) ist derart gereinigt und fein gemahlen, daß von den wertvollen Inhaltsstoffen des Getreides (z. B. B-Vitamine in Mengen!) nichts mehr übrigbleibt.
- Kaum Alkohol – gegen ein bis zwei Glas Rotwein ab und zu hat niemand etwas einzuwenden. Im Gegenteil: Mediziner sind von der gefäßreinigenden Wirkung des Weins inzwischen überzeugt. Wer sich aber regelmäßig betrinkt, killt dabei Tausende seiner Gehirnzellen. Und die sind dann unwiederbringlich verloren, denn der Körper baut keine neuen auf (im Gegensatz zu den meisten anderen Körperzellen).
- Rauchverbot – Nikotin kann zur Sucht werden. Das in allen Zigaretten vorhandene Kondensat ist aber noch gesundheitsschädlicher. Die Abhängigkeit von Rauchern ist keine rein psychische. Der Körper gewöhnt sich an seine regelmä-

ßigen Nikotinschübe, verweigert ohne das Gift seinen Dienst insofern, als der Betroffene müde, unkonzentriert und schlecht drauf ist. Tatsache ist, daß Nikotin eigentlich müde macht, nur bei Rauchern umgekehrt funktioniert. Jede Form von Abhängigkeit – fast egal, wovon – geht auf die Psyche und kann Angstzustände, Depressionen etc. hervorrufen.

- Zuviel Schlaf kann auch zum Problem werden, wenn man damit vermeidet, sich mit seinen wirklichen Problemen auseinanderzusetzen. Einige Therapeuten behandeln z. B. Depressionen mit Schlafentzug, um den Patienten aus der Apathie zu reißen.

*Kurzübersicht: Lebensgewohnheiten*

- keine Vogel-Strauß-Politik (den Kopf in den Sand stecken oder unter die Decke)
- keine Ersatzbefriedigung mit Nikotin oder Alkohol
- die Ernährung umstellen, mehr Vitalstoffe zu sich nehmen und auf leere Kalorien (Zucker, Weißmehlprodukte) verzichten

**Was Ihnen guttut:**

Statt dessen plädieren Ernährungswissenschaftler für:

- Vollwertprodukte (z. B. Naturreis statt geschältem, Vollkornbrot statt Brötchen aus weißem Mehl)
- Obst in Massen, mindestens 250 Gramm und fünf Portionen täglich. Früchte enthalten kaum Kalorien, dafür aber reichlich Vitamine, Mineralstoffe und Spurenelemente sowie Enzyme, Flavonoide und andere Gesundheitshelfer. Wunderbarer Nebeneffekt: Die Ballaststoffe von Früchten halten den Darm und unser Immunsystem in Gang.
- Viel Gemüse, denn es enthält Kohlehydrate ohne Fett sowie sehr viele Vital- und Ballaststoffe! Voraussetzung ist

aber, daß das Gemüse möglichst roh gegessen oder vitaminschonend gedünstet wird. Eine Gemüsesuppe, deren Gemüse eine Stunde lang gekocht wurde, ist gesundheitlich fast ohne Wert.

- Wenig Fett in der Nahrung, aber keine Angst mehr vor Kohlehydraten. Wer sich fettarm ernährt, geht damit einer Menge Problemen aus dem Weg (Übergewicht, Arteriosklerose, Diabetes, Herz-Kreislauf-Erkrankungen etc.). Ganz ohne Fett (kaum möglich) geht es aber auch nicht. Der Körper ist besonders auf mehrfach ungesättigte Fettsäuren angewiesen, die er nicht selbst herstellen kann, aber z. B. für die Verwertung fettlöslicher Vitamine (A, D, E) benötigt. Distelöl enthält die meisten ungesättigten Fettsäuren. Aber auch andere Pflanzenöle (besonders kaltgepreßte aus der ersten Pressung) sind gesünder als Butter und Sahne.
- Der Körper braucht die Aminosäure Tryptophan, um das Glücklichmacher-Hormon Serotonin ausschütten zu können. Tryptophan steckt in eiweißhaltigen Lebensmitteln wie z. B. in Milch, Fisch, Fleisch, Eiern etc. Ein Zusammenhang zwischen Tryptophan-Mangel und Depressionen ist inzwischen wissenschaftlich nachgewiesen.

| **Lebensmittel mit Glückseffekt** | **Grund für diese Wirkung** |
|---|---|
| Apfelsinen | Folsäure, Vitamin C |
| Bananen | Magnesium, Folsäure |
| Brokkoli | Folsäure, Vitamin C |
| Edamer | Zink |
| Eier | Aminosäure Tryptophan (wird für Serotonin-Produktion gebraucht) |

| **Lebensmittel mit Glückseffekt** | **Grund für diese Wirkung** |
|---|---|
| Emmentaler Käse | Vitamin $B_{12}$ |
| Erbsen, getrocknete | Vitamin $B_1$ |
| Erdbeeren | Vitamin C |
| Erdnüsse | Niacin |
| Fisch | Aminosäure Tryptophan (wird für Serotonin-Produktion gebraucht) |
| Fleisch | Aminosäure Tryptophan (wird für Serotonin-Produktion gebraucht), Magnesium |
| Forelle | Niacin |
| Geflügelfleisch | Niacin |
| Grünkohl | Vitamin $B_2$, Folsäure, Zink |
| Haferflocken | Magnesium, Zink |
| Hering | Vitamin $B_{12}$, Niacin |
| Johannisbeeren, schwarze | Vitamin C |
| Kartoffeln | Vitamin $B_1$, $B_2$, Magnesium |
| Kiwi | Vitamin C |
| Linsen, getrocknete | Vitamin $B_1$ |
| Makrele | Vitamin $B_{12}$ |
| Milch | Aminosäure Tryptophan (wird für Serotonin-Produktion gebraucht), Magnesium, Vitamin $B_2$, Zink |
| Naturreis | Vitamin $B_1$, Magnesium |

| Lebensmittel mit Glückseffekt | Grund für diese Wirkung |
|---|---|
| Nüsse | Zink |
| Paprika | Vitamin C |
| Rotbarsch | Vitamin $B_{12}$ |
| Schweinefleisch | Vitamin $B_1$ |
| Schweineleber | Vitamin $B_2$, $B_{12}$, Folsäure, Zink |
| Seefisch | Vitamin $B_2$, Magnesium |
| Sojaprodukte | Aminosäure Tryptophan (wird für Serotonin-Produktion gebraucht) |
| Spinat | Vitamin $B_2$, Folsäure, Magnesium |
| Tomaten | Folsäure |
| Vollkornbrot | Niacin |
| Weißkohl | Vitamin C |
| Weizenvollkornbrot | Zink |

**Der Tagesbedarf an Vitaminen und Mineralstoffen**

Was unser Körper an Vitaminen und Mineralstoffen täglich braucht und warum – all dies soll Ihnen unsere Tabelle verraten. Damit Essen mehr ist als ein Frustdämpfer, nämlich ein Glücklichmacher, erfahren Sie hier auch, was der Mangel an einem bestimmten Vitalstoff in Körper und Seele anrichtet.

| Einzelstoff | Tagesbedarf* | Wirkungsweise | Mangelerscheinungen |
|---|---|---|---|
| Vitamin A (Retinol) | Frauen: 0,9 mg Männer: 1,1 mg | wachstumsfördernd und regenerierend für Hautzellen, abwehrstärkend, wird zur Bildung von Sexualhormonen gebraucht, ist nur fettlöslich, muß also mit Fett verarbeitet werden, damit es der Körper akzeptiert | Nachtblindheit, Hautprobleme, Infektanfälligkeit |
| Vitamin $B_1$ (Thiamin) | 1,1–5 mg | reguliert den Zuckerhaushalt, wirkt schmerzstillend und beruhigend aufs Nervensystem, ein »Gute-Laune-Vitamin« | neurologische Störungen bis hin zur Depression, Reizbarkeit, Appetitlosigkeit, Herzmuskelstörungen, Schlaflosigkeit |

* (nach DGE, Deutsche Gesellschaft für Ernährung)

| **Einzelstoff** | **Tagesbedarf** | **Wirkungsweise** | **Mangelerscheinungen** |
|---|---|---|---|
| Vitamin $B_2$ (Riboflavin) | ca. 1,2–2,6 mg | beeinflußt das Wachstum, hilft gegen Alterserscheinungen, bei Hautstörungen, versorgt Zellen mit Energie und Sauerstoff | Muskelschwäche, Sehstörungen, Konzentrationsmangel, Gereiztheit, Hautausschläge, Risse in den Mundwinkeln |
| Vitamin $B_3$ (Niacin) | Frauen: 13 mg Männer: 24 mg | greift in den Stoffwechsel ein, macht schöne Haut, kontrolliert den Cholesterinspiegel, wichtig für gesunde Nerven | Nervosität, depressive Verstimmungen, Müdigkeit, Schleimhautentzündungen, Hautprobleme |
| Vitamin $B_5$ (Pantothensäure) | Erwachsene: 6 mg | ist als Koenzym A an vielen Stoffwechselvorgängen beteiligt, »Antistreß-Vitamin« | Depressionen, Hautkrankheiten, schlechte Konzentrationsfähigkeit, sogar Rheuma |

| Einzelstoff | Tagesbedarf | Wirkungsweise | Mangelerscheinungen |
|---|---|---|---|
| Vitamin $B_6$ (Pyridoxin | 3 mg, in Sonderfällen sogar 50–500 mg | gut bei Herzproblemen, Blutarmut, wachstumsfördernd, abwehr- und nervenstärkend | Aggressivität, Gereiztheit, Konzentrationsschwäche, Infektanfälligkeit, Hauterkrankungen |
| Vitamin $B_7$ (Biotin) | Frauen: 250 $\mu$g Männer: 300 $\mu$g | positiv für Haut und Nägel, baut im Körper Eiweiße und Fettsäuren auf, schützt vor Streßfolgen | Müdigkeit, Leistungsabfall, Blutarmut, Milchschorf und andere Hautkrankheiten |
| Folsäure | 500 $\mu$m | hilft bei Bildung roter Blutkörperchen, Zell-, teilung, Sauerstoffversorgung, Immunabwehr | Depressionen, Abfall der Gehirnleistung, Verdauungsbeschwerden, Blutarmut, Unfruchtbarkeit |

| Einzelstoff | Tagesbedarf | Wirkungsweise | Mangelerscheinungen |
|---|---|---|---|
| Vitamin $B_{12}$ (Kobalamin) | Kinder: 1–3 μg Erwachsene: 2–5 μg | sorgt über das Nervensystem für Glücksgefühle, ist beteiligt am Fett-, Energie- und Eisenstoffwechsel, Blutbildung | Störungen des Nervensystems und Blutarmut |
| Vitamin C (Ascorbinsäure) | Von der DGE werden 75 mg empfohlen. Vitaminforscher empfehlen die doppelte bis vierfache Menge. Raucher sollten ca. 140 mg einnehmen. | Kraftvitamin gegen Erschöpfung, Erkältung, erhöht die Widerstandskraft, wirkt im Immunsystem, fängt freie Radikale | Antriebsarmut, Infektanfälligkeit, Zahnfleischbluten und Bindegewebsschwäche, Skorbut |

| **Einzelstoff** | **Tagesbedarf** | **Wirkungsweise** | **Mangelerscheinungen** |
|---|---|---|---|
| Vitamin D (Kalziferol) | wird normalerweise unterstützt vom Sonnenschein im Körper ausreichend produziert, Babys brauchen Extrazufuhr von 5–10 µg pro Tag. | vorbeugend gegen Rachitis, reguliert Stoffwechsel, gleicht Kalkmangel aus | Nervosität, Trichterbrust, krumme Beine, Knochenerweichung bzw. -brüchigkeit, Bluthochdruck, Hautentzündungen |
| Vitamin E (Tocopherol) | Der Tagesbedarf liegt bei 12 mg. Stillende Mütter und Schwangere benötigen etwa 16 mg pro Tag. | schützt die Blutgefäße, kräftigt das Herz, fördert Zellatmung, hilft bei Verbrennungen und Hauterkrankungen, dient auch der Krebsvorsorge | Wachstumsstörungen, Irritationen des Muskel- und Nervensystems sind möglich. |

| **Einzelstoff** | **Tagesbedarf** | **Wirkungsweise** | **Mangelerscheinungen** |
|---|---|---|---|
| Magnesium | Kinder bis 10: 200–250 mg Kinder ab 10, Erwachsene: 300–350 mg | am Aufbau von Knochen, Zähnen und Sehnen beteiligt, ist unentbehrlich für die Informationsübertragung zwischen Nerven und Muskulatur | körperlicher und geistiger Leistungsabfall, Muskelkrämpfe (z. B. nachts), Gereiztheit, Herz-Kreislauf-Störungen |
| Kalzium | Jugendliche (10 bis 14 Jahre): 1000 mg Erwachsene: 800 mg Schwangere/Stillende: 1200 mg | ganz wichtiger »Steuermann« im Zellstoffwechsel, wesentlich für Zähne und Knochen, schnelle Blutgerinnung | Depressionen; starke Nervosität; Zähne, Haut, Haar und Nägel werden brüchig und sehen angegriffen aus; Rachitis bei Kindern; Osteoporose bei Erwachsenen |

| Einzelstoff | Tagesbedarf | Wirkungsweise | Mangelerscheinungen |
|---|---|---|---|
| Kalium | Säuglinge: 300–1000 mg, Kinder unter 14 Jahre: 1000–3000 mg Kinder über 14 Jahre und Erwachsene: 3000–4000 mg | Kalium bildet mit dem gleich folgenden Natrium eine Gemeinschaft. Während Natrium das Wasser im Körper bindet, sorgt Kalium für die notwendigen Ausspülungen, außerdem verbindet Kalium die Erregungsleitung zwischen Muskeln und Nerven. | Muskel- und Antriebsschwäche, schlechtere Herzfunktion, Verstopfung und zu niedriger Blutdruck |

| Einzelstoff | Tagesbedarf | Wirkungsweise | Mangelerscheinungen |
|---|---|---|---|
| Natrium | Säuglinge: 100–300 mg Kinder und Jugendliche: 1000–2000 mg Erwachsene: 2000–3000 mg | Natrium bildet mit dem eben beschriebenen Kalium eine Gemeinschaft (siehe oben), zudem ist Natrium ein ständiger Begleiter der ATPase eines Enzyms, das aus gespeicherter Energie sofort frei verfügbare Energie schaffen kann. | An gar keinem Salz in der Nahrung könnte man sterben, weil die Zellen nicht mehr versorgt werden, aber das ist völlig unmöglich. Der heutige Mensch leidet eher an einem Zuviel als an einem Mangel an Natrium. |
| Eisen | Kinder unter 10: 10 mg Kinder über 10 und Männer: 10 mg Frauen: 12 mg Schwangere: 24 mg | füttert Freß- und andere Abwehrzellen, Bildung roter Blutkörperchen, Sauerstofftransport im Organismus | Antriebslosigkeit, Schwäche, Blutarmut, Appetitlosigkeit |

| Einzelstoff | Tagesbedarf | Wirkungsweise | Mangelerscheinungen |
|---|---|---|---|
| Mangan | Kinder: 1–2 mg Jugendliche, Erwachsene: 2–5 mg | wichtig für den Aufbau von Zähnen, Bindegewebe und Knochen | Mangel nicht bekannt |
| Silizium | 5–30 mg | sorgt für Elastizität in Blutgefäßen, Gewebe, Haaren, Finger- und Fußnägeln | Hauterkrankungen, Bindegewebs- und Arterienwandschwäche |
| Chrom | 50–200 $\mu$g | beeinflußt die Insulinproduktion für den Zuckerabbau und den Cholesterinspiegel | erhöhter Cholesterinspiegel, Arteriosklerose |
| Kobalt | Der Bedarf ist unbekannt. Hiesige Forscher empfehlen 0,005–0,01 mg pro Tag, in Amerika 0,075 mg. | an Vitamin $B_{12}$ gekoppelt und zur Verwertung dieses rote Blutkörperchen bildenden Vitamins unentbehrlich | Mangelzustände wie bei Vitamin $B_{12}$ |

| **Einzel-stoff** | **Tagesbedarf** | **Wirkungsweise** | **Mangel-erscheinungen** |
|---|---|---|---|
| Zink | 15 mg Schwangere: 20 mg Stillende: 25 mg | unterstützt den Kohlehydrat- und Proteinabbau im Organismus, gut fürs Immunsystem | depressive Verstimmungen, Infektanfälligkeit, Müdigkeit, Menstruationsstörungen, Potenzstörungen, verzögerte Wundheilung |
| Nickel | 0,2–0,5 mg | beeinflußt den Kohlehydratstoffwechsel und die Blutfettwerte | Unruhe, Hektik, Verdauungsstörungen, Blutarmut, Schwitzen |
| Strontium | Der tägliche Bedarf steht nicht fest. | für Knochenaufbau und Bildung roter Blutkörperchen notwendig | schlechtes Wachstum, Zahnverfall |
| Molybdän | 0,15–0,5 mg | arbeitet mit Schwefel, Eisen und Kupfer zusammen; Eisentabletten sind ohne Molybdän im Körper wirkungslos, denn beim Aktivieren von Enzymen spielt dieses Spurenelement eine wichtige Rolle. | Ohne Molybdän wird Eisen nicht in den Körper aufgenommen, Mangelerscheinungen siehe dort. |

| Einzelstoff | Tagesbedarf | Wirkungsweise | Mangelerscheinungen |
|---|---|---|---|
| Selen | 0,05–0,1 mg | arbeitet sehr eng mit Vitamin E zusammen und sorgt dafür, daß unsere Muskelzellen, besonders die des Herzmuskels, immer ausreichend mit Sauerstoff versorgt werden. | Konzentrationsschwäche, frühe Alterserscheinungen, Müdigkeit, Hautblässe, Muskelbeschwerden, Infektanfälligkeit, Herzprobleme |
| Vanadium | 0,1 mg | Wachstum von Knochen, Zähnen und Knorpeln, auch für die Neubildung. Außerdem wichtig für die Fett- bzw. Cholesterinverwertung, es senkt Fett- und Cholesterinwerte im Blut. Außerdem wichtig für die Fett- bzw. Cholesterinverwertung, es senkt Fett- und Cholesterinwerte im Blut. | Fehlfunktionen der Schilddrüse, erhöhte Cholesterinwerte, schlechte Zähne |

| Einzelstoff | Tagesbedarf | Wirkungsweise | Mangelerscheinungen |
|---|---|---|---|
| Jod | Kinder (1 bis 9 Jahre): 0,1–0,14 mg Jugendliche, Erwachsene: 0,2 mg Senioren über 51: 0,18 mg Schwangere 0,23 mg Stillende: 0,26 mg | wichtig für unsere Schilddrüsenfunktion | Konzentrationsschwäche, nervöse Unruhe, Fehlfunktionen der Schilddrüse, schlechter Stoffwechsel (insbesondere Fettabbau), Übergewicht, Herzklopfen, mentale Trägheit |
| Fluor | 1 mg | sorgt für die Stabilität unserer Knochen und Zähne | schlechte Zähne, Karies |
| Chlor | Kinder bis 18: 2000–3000 mg Erwachsene: 3000–5000 mg | zusammen mit Natrium für die richtige Flüssigkeitenverteilung im Körper zuständig, gleicht Säure-Basen-Haushalt aus | selten, weil im Salz zu finden; Körper, besonders der Magen, kann übersäuern |

| Einzel-stoff | Tagesbedarf | Wirkungsweise | Mangel-erscheinungen |
|---|---|---|---|
| Schwefel | Es gibt keine genauen Zahlen darüber, wieviel der menschliche Organismus braucht. | verhilft dem Organismus zur Bildung von Binde- und Stützgewerbe | Niedergeschlagenheit, Ängste, schlechte Leberfunktion, stumpfes Haar, fahle Haut, schlaffes Bindegewebe |
| Phosphor | 800 mg | für Gehirn, Nerven und Muskulatur besonders entscheidend, weil an unzähligen Stoffwechselaufgaben beteiligt | Der Phosphorhaushalt sollte immer in Relation zur Kalziumaufnahme stehen, sonst würden Knochen und Zähne spürbare Folgen tragen. Nehmen Sie mehr Kalzium als Phospor mit der Nahrung auf. |

*Kurzübersicht: Ernährung*

- Gesunde Mischkost macht die Aufnahme einer großen Bandbreite von Vitalstoffen leichter als z. B. rein vegetarische Ernährung. Viele vom Körper gut verwertbare Stoffe sind in Fleisch und Fisch enthalten.
- Auch ein Mangel an Vitaminen oder Mineralstoffen kann zu psychischen Problemen führen.
- Viel Obst und Gemüse halten Körper und Seele gesund.

## Sport ist Mord, aber Bewegen heißt Leben

Angst löst einen Fluchtinstinkt aus, der den Körper auf allen Ebenen aktiviert. Dauerstreß hingegen kann depressiv und ängstlich machen. Aufgrund dieser beiden Erkenntnisse liegt ein sehr gesunder Streßkiller auf der Hand: Sport. Man kann sich Streß oder Angst regelrecht ablaufen. Wer hart trainiert, kennt den Effekt: Der Körper schüttet Glückshormone aus; man fühlt sich eine ganze Zeit lang danach (Marathonläufer beweisen das) wie ein Held; es geht einem ausgezeichnet. Natürlich können Sie, wenn Sie vielleicht die letzten Jahre auf dem Sofa verbracht haben, jetzt nicht sofort kilometerweise durch den Park joggen.

Es gibt jedoch andere Möglichkeiten, wie Sie mit sportlicher Bewegung anfangen können. Wichtig dabei ist: Überfordern Sie sich vor allem anfangs nicht. Nach Jahren der sportlichen Untätigkeit die Joggingschuhe überzuziehen und eine halbe Stunde zu laufen ist nicht nur geradezu unmöglich; es ist auch riskant und ungesund.

## Zehn Tips, um wieder in Bewegung zu kommen

1. Nehmen Sie sich erst mal eine einzige Veränderung vor: z. B. den Fahrstuhl im Büro nur bis zum zweiten Stock zu nutzen, wenn Sie im vierten arbeiten. Nach einigen Wochen steigen Sie im ersten aus und lassen schließlich den Fahrstuhl ganz weg. Kleine Ziele, die Sie sich setzen und durchhalten, bringen viel mehr als große Vorsätze, die dann doch wieder auf dem Sofa bei Cola und Kartoffelchips enden.
2. Checken Sie einmal die Hotels in Ihrer Stadt. Viele haben öffentliche Badezeiten in ihren Swimmingpools. Da haben Sie gute Chancen, ganz allein zu sein. Und wenn Sie jemanden treffen, dann ist es eher ein Fremder aus dem Hotel als die Lehrerin Ihres Kindes oder gar der Nachbar, vor denen Sie nicht so gerne in Badeanzug oder -hose herumlaufen.
3. Wenn Sie im Schwimmbad sind, baden Sie nicht nur, sondern schwimmen Sie ein paar Bahnen zügig durch. Stellen Sie sich einfach vor, Sie schwimmen um die Wette. Nutzen Sie die Pausen am Beckenrand für leichte gymnastische Übungen (z. B. flach auf das Wasser legen, am Beckenrand mit den Händen festhalten und mit den gestreckten Beinen unter der Wasseroberfläche kräftig paddeln, ohne dabei Wellen zu schlagen).
4. Im Fernsehen gibt es unzählige Gymnastiksendungen zu unterschiedlichsten Tageszeiten. Lösen Sie sich aus der Beobachterrolle, und machen Sie mit. Es müssen ja nicht gleich alle Übungen sein. Setzen Sie aus, wenn es Ihnen zuviel wird, und steigern Sie sich langsam. Wenn Sie das eine Woche lang durchziehen, beherrschen Sie die Übungen auswendig und können sie selbständig weiterführen.

5. Wenn Sie keine Lust haben, allein vor sich hin zu turnen, machen Sie etwas mit Freunden und Freundinnen ab: Einmal die Woche ein Treffen zu Hause, bei dem fettarm gekocht und gegessen sowie eine Stunde lang gemeinsam geturnt wird. Jeder soll dabei die Übungen so gut, wie er eben kann, machen, denn sich überfordern bringt nichts – außer Sehnenzerrungen und Muskelfaserrisse.
6. Haben Sie einen Hund? Dehnen Sie eine der täglichen kleinen Runden zu einem einstündigen, flotten Spaziergang aus. Das macht Sie beide fit!
7. Kaufen Sie sich bei Ihrer Krankenkasse einen Gesundheitsball, und ersetzen Sie damit für ein bis zwei Stunden am Tag Ihren Bürostuhl oder Fernsehsessel. Das ist gut für den Rücken und trainiert so ziemlich jeden Muskel in Ihrem Körper sanft und ausdauernd.
8. Ersetzen Sie im Büro die interne Telefonleitung durch Ihre Füße, und gehen Sie doch einfach bei dem Kollegen, von dem Sie etwas wollen, vorbei. Schön, wenn er in einem anderen Stockwerk sitzt: Lassen Sie den Aufzug links liegen, und benutzen Sie die Treppe.
9. Tauschen Sie zumindest bei kleineren Touren das Auto wieder mal mit dem Fahrrad (da steht doch sicher noch eines im Keller, oder?). Auch wenn es anfangs nur 20 Minuten auf dem Rad sind: Langsam gewöhnt sich Ihr Körper wieder an Bewegung, baut Muskulatur auf, und schließlich können Sie alle diese Programme steigern.
10. Und das wichtigste: Loben Sie sich oft, und seien Sie stolz auf Ihre neuen Aktivitäten! Machen Sie sich nicht zur Minna, wenn mal die Zeit, Lust oder der Schwung fehlt, die Übungen durchzuziehen. Vergeuden Sie keine Sekunde damit, sich etwas zu verübeln, sondern machen Sie morgen einfach weiter!

**Die gesündesten Sportarten**

In der folgenden Übersicht sind einige gesunde Sportarten aufgeführt, die den Körper nicht extrem belasten und seelisches Ungleichgewicht ausgleichen:

| | |
|---|---|
| *Ballspiele* | Damit ist eher eine fröhliche Truppe im Park gemeint als professionelles Training. Aber aus dem einen kann das andere werden. Die Auswahl ist groß: z. B. Fuß-, Basket-, Volley-, Feder- oder Handball. |
| *Boxen* | Wenn man viel mit unterdrückter Wut zu kämpfen hat, ist so ein Training auch für Frauen äußerst sinnvoll (Sandsack, Punchingball), man muß ja keine Kämpfe anstreben. |
| *Fitneß* | Hier sollte unbedingt Ausdauertraining und nicht der Muskelaufbau im Vordergrund stehen. Also eher abwechslungsreiches Geräteturnen als Gewichtheben. |
| *Golfen* | Etwa sechs bis neun Kilometer legt ein Golfer vom ersten bis zum letzten Loch zurück. Übertroffen wird das von Segelfliegern: Die schaffen ca. 15 Kilometer am Tag. |
| *Gymnastik* | Egal, ob Rücken- oder Herzgymnastik – man startet vorsichtig und kann dann aufbauen, bis hin zum Aerobic-Kursus. |
| *Inline-Skating* | Ruhiges Dahingleiten ist hier gefragter als Akrobatik. |
| *Judo* | Das Training steigert Konzentrations- und Ausdauerfähigkeit. |

| | |
|---|---|
| *Radfahren* | Wenn das Fahrrad gut eingestellt und auf die persönlichen Verhältnisse zugeschnitten ist (kein Mountainbike im Stadtpark), kann man mit kurzen Runden starten und langsam die Streckenlängen steigern. |
| *Rudern* | Die Bewegungsabläufe fordern fast jede Muskelgruppe im Körper. Frische Luft und schöne Umgebung erhöhen den Effekt. |
| *Schwimmen* | Schonender geht's nicht. Aber bitte nicht nur planschen, sondern richtig losschwimmen! |
| *Skilanglauf* | Auch hier gilt: Vorsichtig anfangen, langsam steigern und tief in der gesunden Winterluft durchatmen. |
| *Stretching* | langsamer Muskelaufbau und totale Entspannung durch Anspannung |
| *Tischtennis* | Springen, bücken, zielen und dann mit Vollpower zuschlagen! Ein Ballspiel für zwei oder vier Personen mit reichlich Spaß. |
| *Walking* | Jogging geht auf die Gelenke, Spazierengehen ist nur ein Anfang (aber nicht zu unterschätzen!). Die Wahrheit liegt in der Mitte und ist wieder in, seitdem das alte »Gehen« jetzt neu-amerikanisch »Walking« heißt. |
| *Wassergymnastik* | Wer meint, im Wasser kommt man nicht ins Schwitzen, könnte eine neue Erfahrung machen. Das warme Wasser ermöglicht schnelle Bewegungsabläufe – schont aber Sehnen und Gelenke. |

*Kurzübersicht: Sport treiben*

- Es geht nicht darum, Wettkämpfe zu gewinnen, sondern den Kampf gegen den eigenen inneren Schweinehund.
- lieber langsam und ruhig etwas Bewegung als gar keine
- fünf Minuten Gymnastik (oder anderes) täglich langsam auf zehn, 15 und 20 Minuten hochfahren
- nur Sachen anfangen, die einem echt Spaß machen (keine Beiträge für das Fitneßstudio zahlen und dann nicht hingehen)
- sich immer wieder loben
- sich nicht niedermachen, wenn man mal einen Tag ausläßt, sondern einfach am nächsten Tag weitermachen

## Autogenes Training

Autogenes Training lehrt Entspannung in der Konzentration. Man lernt, mit sich selbst umzugehen, sich beobachten und steuern zu können. Es verlangt einige Übung, ist dann aber für den, der es beherrscht, in vielerlei Situationen hilfreich: Wenn der Chef brüllt, wenn ein Hund fast vors Auto läuft, wenn der Partner miese Laune hat, wenn einem einfach alles zuviel wird.

Nicht nur bei Angststörungen, auch bei Dauerstreß und Nervosität ist autogenes Training ein guter Weg, schneller und effektiver zu entspannen. Und das Beste: Die Übungen lassen sich fast überall durchführen und kosten nur wenig Zeit (dreimal täglich zehn bis 20 Minuten).

Den Ablauf (und der bleibt immer gleich) muß man sich ungefähr so vorstellen:

Am besten funktioniert die Übung im Liegen. Stützen Sie Ihren Körper mit einem Kissen im Rücken. Wenn Sie z. B. unter einem Hohlkreuz leiden, nehmen Sie zwei. Man sollte in jedem Fall ganz entspannt liegen. Die Übungen lassen sich aber auch in einem Sessel mit Armlehnen durchführen. Eher etwas für Profis ist die Kutscherhaltung (locker vornübergebeugt, breitbeinig, die Unterarme auf den Oberschenkeln, die Hände nach innen fallen lassen) auf einem normalen Bürostuhl.

Am Anfang ist es vor allem wichtig, die ganzen Umfeldgeräusche auszuschalten und sich ganz bewußt auf sich selbst zu konzentrieren. Also, schließen Sie die Augen, und konzentrieren Sie sich auf Ihren Bauch und darauf, wie Ihr Atem die Bauchdecke langsam hebt und senkt, hebt und senkt, hebt und senkt, hebt und senkt ...

Wenn Sie nun fast nichts mehr wahrnehmen als Ihren eigenen Körper, dann beginnen Rechtshänder mit der rechten Hand (Linkshänder beginnen grundsätzlich mit der linken Körperhälfte).

Sie sagen laut oder denken leise: »Meine rechte Hand wird schwer, meine rechte Hand wird warm, meine rechte Hand wird schwer, meine rechte Hand wird warm ...« Immer weiter so, bis Sie die Wärme und Schwere wirklich spüren. Achten Sie darauf, daß Sie dabei nicht versehentlich die Hand auf die Unterlage drücken, denn das wäre Anspannung, und die ist zur Zeit völlig unerwünscht.

Weiter geht es mit der linken Hand. Sie sagen laut oder denken leise: »Meine linke Hand wird schwer, meine linke Hand wird warm, meine linke Hand wird schwer, meine linke Hand wird warm ...« Machen Sie das so lange, bis Sie die Wärme und Schwere auch in der linken Hand wirklich spüren.

Als nächstes kommt der rechte Arm. Sie sprechen dieselben Formeln und warten auf das richtige Gefühl.

Auf dieselbe Weise verfahren Sie mit dem linken Arm.

Es folgt der rechte Fuß. Sie sagen laut oder denken leise: »Mein rechter Fuß wird schwer, mein rechter Fuß wird warm, mein rechter Fuß wird schwer, mein rechter Fuß wird warm …« Fahren Sie so fort, bis Sie die Wärme und die Schwere auch im rechten Fuß wirklich spüren.

Der nächste Körperteil, um den es geht, ist der linke Fuß. Wieder sprechen Sie laut oder leise die schon geübten Sätze.

Nun wenden Sie sich Ihrem rechten Bein zu und wiederholen die Sätze auf diese Extremität bezogen. Dann machen Sie die Übung mit dem linken Bein.

Auch bei den Schultern wenden Sie erst rechts und dann links die Anweisungen an. Für Bauch und Brust modifizieren Sie Ihre Übungssätze. Jetzt geht es nämlich nicht darum, diese Körperteile schwer werden zu lassen. Das könnte für die Verdauungsorgane und die Atmung unangenehm werden. Sie sagen oder denken jetzt also: »Ich spüre meinen Bauch, er wird langsam warm, ich spüre meinen Bauch, er wird langsam warm, ich spüre meinen Bauch, er wird langsam warm …« Dasselbe machen Sie mit Ihrer Brust. Sie sagen also: »Ich spüre meine Brust, sie wird langsam warm, ich spüre meine Brust, sie wird langsam warm, ich spüre meine Brust, sie wird langsam warm …«

Zuletzt kommt der Kopf. Sie sagen laut oder leise: »Mein Kopf ist ganz leicht und leer, ich bin völlig entspannt, mein Kopf ist ganz leicht und leer, ich bin völlig entspannt, mein Kopf ist ganz leicht und leer, ich bin völlig entspannt …«

Sie können mit diesem Training nun auch langsam in einen entspannten Schlaf entschlummern. Doch das ist nur abends möglich. Normalerweise ist das autogene Training aber dafür gedacht, völlig zu entspannen und dann in den Alltag zurückzukehren. Dazu machen Sie noch eine kleine zusätzliche Übung:

Zuerst konzentrieren Sie sich wieder auf Ihre Atmung: Atmen

Sie ein paarmal tief durch. Und dann beginnen Sie – noch immer mit geschlossenen Augen –, mehr und mehr Geräusche aus Ihrem Umfeld wieder zuzulassen. Nun öffnen Sie langsam die Augen. Dehnen und strecken Sie sich. Dann starten Sie wieder in Ihren Tag. Sie werden sich entspannt und erfrischt fühlen.
Wenn Sie sich nicht zutrauen, das autogene Training selbst zu erlernen: An Volkshochschulen gehört diese Entspannungstechnik ebenso wie Yoga längst zum üblichen Programm. Sie werden merken, wieviel ausgeglichener Sie sind, wenn es Ihnen gelingt, aus der Spannung des Alltags schnell auszusteigen und echte Entspannung zu finden.

*Kurzübersicht: Autogenes Training*

- Sie können sich den Ablauf langsam auf eine Kassette sprechen und sich per Knopfdruck selbst motivieren.
- Volkshochschulen bieten auch Programme an. Fragen Sie mal nach!
- Neben dem autogenen Training kommen auch Atemtherapie, Yoga und Meditation im allgemeinen in Frage.
- Starten Sie die Übungen nur, wenn Sie wirklich etwa 20 Minuten bis zu einer halben Stunde Zeit haben. Mitten aus einer Entspannungsübung auszusteigen (z. B. weil der Partner oder die Kinder etwas wollen) ist nicht sinnvoll.

## Wassertherapie nach Pfarrer Sebastian Kneipp

Pfarrer Sebastian Kneipp erlangte eine solche Popularität durch seine Wasserkuren, daß man glatt vergessen könnte, daß Wasser schon im alten Rom ein bewährtes Heilmittel gegen die verschiedensten Erkrankungen war. Auch heute sind Wasseranwendungen in vielen Behandlungsmethoden nicht wegzudenken. Sie werden häufig bei chronischen Krankheiten mit Erfolg eingesetzt, weil sie das Immunsystem auf eine besonders wirksame und schonende Weise stabilisieren und darüber hinaus auch auf die Psyche in aller Regel einen günstigen Einfluß haben.

Solche Wasseranwendungen sind eine sinnvolle Ergänzung zur Einnahme von Kava-Kava-Präparaten. Im Zusammenspiel wirken sie beruhigend. Streß, Ängste und innere Unruhe verfliegen. Man bekommt neue Energie, fühlt sich in seinem Körper wohl, und die Mutlosigkeit verschwindet.

Die hier erwähnten Wasseranwendungen kann man zu Hause selbst durchführen.

*Kurzübersicht: Wasseranwendungen nach Pfarrer Kneipp*

- Die körperliche Wirkung von Kneippschen Anwendungen ist nachgewiesen. Doch auch auf die Psyche haben sie starke Auswirkungen. Sie tragen zur seelischen Ausgeglichenheit bei.
- Am besten legen Sie sich nach den Wasseranwendungen hin, wickeln sich in eine warme Decke und dösen ein bißchen.
- bei Kaltwasseranwendungen vor- und hinterher den Körper aufwärmen
- die angegebene Badezeit nicht überschreiten

**Wickel**

Viele der heute noch regelmäßig angewendeten Wickel-Techniken stammen von dem böhmischen Naturheilkundigen Vinzenz Priesnitz. Bereiten Sie alles so vor, daß Sie – nachdem Sie den Wickel angelegt haben – in bequemer Lage und warm zugedeckt etwa eine Stunde lang ruhen können. Wenn Sie jemanden haben, der Ihnen dabei hilft, ist es gut – aber zur Not schaffen Sie's auch allein!

*So wird's gemacht:*
Bereiten Sie zwei Leinentücher vor – sie sollen gerade so groß sein, daß Sie sich damit bequem umwickeln können.
Tauchen Sie ein Tuch in kaltes Wasser; wringen Sie es gut aus, und wickeln Sie es um den Leib (Achtung: nicht zu fest!). Dann wickeln Sie das zweite, trockene Tuch locker darüber. Wenn Sie wollen, können Sie auch den ganzen Wickel noch mit einem Wolltuch abdecken.
Nun legen Sie sich bequem hin, hüllen sich in die vorbereitete Decke und ruhen sich eine Stunde lang aus. Nach etwa fünf bis zehn Minuten sollten Sie den Wickel als angenehm warm empfinden. Ist das nicht der Fall, so können Sie Abhilfe schaffen, um nicht zu frieren: Trinken Sie eine Tasse schweißtreibenden Tee, oder legen Sie eine Wärmflasche unter die Decke.

**Ganzwaschung**

Waschungen sind eine hochwirksame Wasseranwendung zur Steigerung der körpereigenen Abwehrkräfte und als Fitmacher. Am besten geeignet ist die Ganzwaschung.

*So wird's gemacht:*
Besonders empfindliche Personen oder Anfänger können mäßig temperiertes Wasser verwenden. »Richtig« soll man es allerdings mit kaltem Wasser (14 bis 18 °C) machen. Für die Waschungen nehmen Sie anstatt eines Schwamms ein kleines Handtuch aus grobem Leinen. Dieses tauchen Sie in das Wasser und wringen es aus. Anschließend reiben Sie alle Körperteile nach und nach damit ab.
Bei der Ganzwaschung beginnt man mit dem rechten Arm und fährt von dort auf Brust und Leib fort. Dann wird der linke Arm gewaschen und von dort aus über den Rücken zu den Beinen

übergegangen. Zum Schluß werden auch die Fußsohlen abgerieben. Die ganze Waschung soll nicht länger als eine bis zwei Minuten dauern. Es reicht, wenn dazwischen das Handtuch nur ein- oder zweimal in das kalte Wasser getaucht wird.
Zur Abhärtung werden die Waschungen am besten morgens vorgenommen. Anschließend – und das ist wichtig! – sollte man sich nicht abtrocknen, sondern noch einmal für ein Viertelstündchen ins warme Bett zurückkehren. Nach dieser Aufwärmphase ist man bestens für den Tag gerüstet.
Es ist nicht ratsam, Kaltwaschungen jahrelang tagaus, tagein anzuwenden. Der Körper würde sich so sehr daran gewöhnen, daß die Reizwirkung nachläßt. Besser ist es, die Waschungen drei- oder viermal wöchentlich vorzunehmen. Wer sich jeden Tag auf die Kneippsche Weise kalt wäscht, sollte stets nach sechs Wochen eine Pause von ein bis zwei Wochen einlegen.

### Wassertreten

Wassertreten ist eine der einfachsten Wasseranwendungen. Dabei können Sie eigentlich nichts falsch machen. Nehmen Sie sich allerdings etwas Zeit dazu, um währenddessen auch seelisch ausspannen zu können – dann ist die Wirkung am größten. Wer hastig aus der Arbeit kommt, schnell Wasser in die Badewanne laufen läßt, hurtig seine zwei Minuten im Wasser tritt und dabei ständig auf die Uhr guckt, um rechtzeitig zum Abendessen zu erscheinen, dem kann die Maßnahme nur wenig helfen.

*So wird's gemacht:*

Steigen Sie in kaltes Wasser, das etwa bis zur Mitte der Unterschenkel reicht, und treten Sie in aller Ruhe abwechselnd von einem auf den anderen Fuß. Die ganze Prozedur sollte nicht länger als eine bis zwei Minuten dauern.

**Güsse**

Güsse haben eine lange Tradition – schon der altgriechische Arzt Hippokrates, der im fünften Jahrhundert vor Christus lebte, empfahl Güsse mit warmem oder kaltem Wasser bei den verschiedensten Erkrankungen.

Heute wie damals wird Wert darauf gelegt, daß das Wasser nicht unter Druck auf den Körper trifft, sondern frei fließt und den Körper sanft umspült. Wie das erreicht wird, ist oft von den Gegebenheiten abhängig: Ein Guß kann mit einer Gießkanne durchgeführt werden. Dazu braucht man allerdings einen Helfer, denn eine volle Gießkanne ist zu schwer, um sich selbst in der richtigen Art und Weise zu »begießen«.

Am leichtesten können Sie selbstverständlich einen Guß mit Hilfe eines einfachen Gartenschlauchs (oder mit einem Duschschlauch, bei dem man vorher den Brausekopf abgeschraubt hat) durchführen.

Nun werden Sie selbstverständlich nicht wild »drauflosgießen« – wenn auch manche Jugendliche diesen Spaß bei heißem Wetter gerne im Freien treiben (und dagegen ist in der Regel sicher nichts einzuwenden).

Wenn Sie allerdings einen gezielten Erfolg erreichen wollen, tun Sie gut daran, sich an bestimmte Anleitungen zu halten. Dann ist der Guß nämlich am wirksamsten.

»Wer das Gießen versteht, ist ein Künstler in der Heilkunde«, lautet eine bekannte Aussage des großen Heilkundigen Sebastian Kneipp.

*Achten Sie deshalb auf ein paar Grundregeln:*

- Wichtig ist, daß Güsse niemals in einem kalten Badezimmer verabreicht werden dürfen. Der Raum muß zugfrei sein und mindestens eine Temperatur von 20 °C haben.

- Für einen Guß muß Ihr Körper warm und der Magen weder ganz voll noch ganz leer sein.
- Ein Guß dauert mindestens 30 Sekunden und höchstens drei Minuten; unterbrechen Sie jedoch sofort, wenn Sie sich unwohl fühlen. Die richtige Dauer des Gusses muß dem Wohlbefinden des Patienten angepaßt sein: Bei schwächlichen, kranken Personen sollte die Gießzeit nicht länger als 40 bis 50 Sekunden dauern, eventuell auch kürzer.
- Güsse werden häufig mit zehn bis 15 °C kaltem Wasser durchgeführt, selten mit wechselnd temperiertem Wasser und fast nie warm.
- Die Dauer sowie Stärke des Gusses müssen sich im wesentlichen nach dem körperlichen und seelischen Befinden des einzelnen Menschen richten, empfiehlt Kneipp, und nach dieser Empfehlung sollten auch Sie vorgehen.
- Die Gußtechnik kann und soll individuell angepaßt und dosiert werden. Dann sind die Güsse am wirksamsten.

**Knieguß**

Der Knieguß wird oft als »Einsteigerguß« bezeichnet, denn er ist besonders einfach und leicht anzuwenden. Sie können dabei stehen oder sitzen (sogar bettlägerige Patienten können einen Knieguß erhalten – es reicht, wenn sie sich im Bett aufsetzen und die Beine in ein Gefäß am Bettrand stellen).

Sie benötigen für einen Guß entweder eine Gießkanne ohne Kopf oder einen Schlauch, der am Wasserhahn angeschlossen ist. Wenn möglich, stellen Sie sich in die Dusche oder Badewanne (auch ein großer Zuber ist geeignet), so daß das abfließende Wasser aufgefangen werden kann. Lassen Sie das Wasser in einer Entfernung von zehn bis 15 Zentimetern von schräg oben auf Ihre Haut plätschern. Achten Sie auf den

Wasserdruck: Dieser darf nur so stark sein, daß das Wasser bei senkrecht gehaltener Schlauchmündung maximal zehn Zentimeter hoch steigt.
Machen Sie keine kalten Güsse bei chronischen Infektionskrankheiten, schwerem Asthma, Thromboseneigung, starker Herzschwäche, Arterienverkalkung oder Krampfneigung.

*So wird's gemacht:*
Beim Knieguß werden beide Unterschenkel vom Knie abwärts jeweils ein bis zwei Minuten von allen Seiten begossen. Sie beginnen den Knieguß von hinten, und zwar an der Außenseite des rechten Fußes. Führen Sie den Wasserstrahl an der Außenseite des rechten Unterschenkels bis kurz über die rechte Kniekehle und dann an der Innenseite des rechten Unterschenkels bis zum rechten Fuß zurück. Anschließend führen Sie den Wasserstrahl von der Außenseite des linken Fußes hoch über die Außenseite des linken Unterschenkels bis kurz über die linke Kniekehle. Wechseln Sie von dort aus zur rechten Kniekehle und wieder zurück zur linken. Führen Sie dann den Wasserstrahl an der Innenseite des linken Unterschenkels zur Innenseite des linken Fußes. Begießen Sie beide Unterschenkel ab Kniekehle fünf Sekunden lang. Anschließend wiederholen Sie diese Gußtechnik; dieses Mal jedoch von vorne. Zum Schluß begießen Sie beide Fußsohlen.
Den Knieguß können Sie leicht erlernen und ohne besonderen Zeitaufwand in Ihre tägliche Morgen- oder Abendtoilette einbauen. Sie werden sich angenehm erfrischt fühlen und spüren, wie neue Kraft in Ihnen wächst. Regelmäßig angewendet, stärken Kniegüsse das Immunsystem.

### Der Schenkelguß

Wie schon der Name besagt, wird hier das ganze Bein – bis zur Hüfte – begossen; eigentlich handelt es sich um eine Art Weiterführung des Kniegusses. Dabei stellen Sie sich am besten in die Dusche (oder in die Badewanne), aber – Vorsicht! – legen Sie lieber eine rutschfeste Matte auf den Boden der Wanne. Dann werden beide Oberschenkel, erst links, dann rechts, jeweils ein bis zwei Minuten von allen Seiten begossen. Sie beginnen wieder hinten an der Außenseite des rechten Fußes, führen den Wasserstrahl hoch bis zur rechten Hüfte und an der Innenseite des Beins bis zur Innenseite des rechten Fußes zurück. Dann wechseln Sie auf die linke Seite und führen den Wasserstrahl von der Außenseite des linken Fußes hoch bis zur linken Hüfte. Dort angelangt, lassen Sie den Wasserstrahl abwechselnd über die linke und über die rechte Gesäßhälfte laufen und führen ihn dann an der Innenseite des linken Beins zurück zur Innenseite des linken Fußes. Anschließend werden beide Beine ebenso von vorne begossen. Führen Sie den Wasserstrahl jedoch nur bis zum oberen Ende des Schenkels, und sparen Sie den Blasen- und Genitalbereich aus. Gehen Sie nach dem Guß ins Bett, oder kleiden Sie sich sofort an. Trocknen Sie sich nicht ab!

## Bäder

Das Bad gehört zu den ältesten Formen von Wasseranwendungen. Schon in Urzeiten wurden Bädern häufig mystische und zauberhafte Wirkungen zugeschrieben. Hier ein paar Anleitungen für Bäder, die Ihr Abwehrsystem hervorragend mobilisieren können, entspannen und neue Energien aufbauen. Sie können sie leicht zu Hause durchführen.

**Das kalte Fußbad**
Füllen Sie kaltes Wasser in eine Schüssel oder einen Bottich, so daß Ihre Füße etwa bis zur Mitte der Unterschenkel im Wasser sind. Achten Sie darauf, daß Sie niemals ein kaltes Fußbad mit kalten Füßen nehmen. Wärmen Sie Ihre Füße vorher auf: mit einer Wärmflasche, einem warmen Wolltuch, flauschigen Hausschuhen, oder lehnen Sie die Füße einfach für eine Weile an den warmen Heizkörper.
Das kalte Fußbad soll nicht zu lange dauern – in der Regel nicht länger als eine Minute. Dabei können Sie sich nach einer Faustregel richten: Je kälter das Wasser, um so kürzer die Dauer des Fußbads.
Kalte Fußbäder sind hervorragend geeignet zur Steigerung der Immunabwehr, Verbesserung der Durchblutung und damit zur Entspannung eines gereizten Nervenkostüms. Sie eignen sich sehr gut für die tägliche Anwendung und werden daher jedem Menschen – ob jung oder alt – unbedingt empfohlen.

**Das kalte Sitzbad**
Dafür eignet sich eine Sitzbadewanne, in die Sie sich so setzen, daß Ihr Unterleib etwa bis zur Magengrube und die Oberschenkel etwa bis zur Hälfte im Wasser sind. Das kalte Sitzbad soll sechs bis zehn Sekunden bei einer Wassertemperatur von 14 bis 18 °C dauern – das reicht völlig für die abhärtende und wohltuende Wirkung des Bades aus. Sie dürfen Ihr kaltes Sitzbad zwei- bis dreimal in der Woche nehmen. Legen Sie sich anschließend immer für mindestens eine Viertelstunde ins warme Bett, und erwärmen Sie sich ordentlich. Daß Sie das kalte Sitzbad nur bei vorher völlig erwärmtem Körper nehmen, versteht sich von selbst!

**Das kalte Halbbad**

Das Halbbad ist eine der einfachsten Wasseranwendungen: Die Badewanne wird so viel gefüllt, daß man – mit ausgestreckten Beinen – bis etwa zur Magengrube im Wasser sitzt.

Es kann nicht oft genug betont werden: Vor und nach allen Wasseranwendungen muß sich der Badende richtig aufwärmen! Wenn diese Regel eingehalten wird, ist auch das kalte Halbbad für Menschen jeden Alters geeignet – für Kinder ebenso wie für Personen im fortgeschrittenen Alter.

Das kalte Halbbad soll nur fünf bis zehn Sekunden dauern; die Wassertemperatur liegt zwischen 14 und 18 °C. Es ist hervorragend zur Steigerung der Immunabwehr geeignet. Auch die Wirkung auf die Psyche hat Kneipp besonders geschätzt, denn es beruhigt die Nerven, sorgt für Entspannung und baut neue Energien auf.

Wenn Sie »Anfänger« sind, beginnen Sie Ihr kaltes Halbbad mit leicht temperiertem Wasser. Bevor Sie ins Wasser steigen, können Sie zunächst Gesicht und Brust waschen.

# Hersteller und Darreichungsformen von Kava-Kava

Hier finden Sie einige der im Handel erhältlichen Kava-Kava-Präparate aufgeführt. Wie Sie bereits bei den verschiedenen Anwendungsgebieten lesen konnten, kommt es hauptsächlich auf den Gehalt an Kavapyronen der Medikamente an. Bei Kombipräparaten, bei denen die angstlösende Wirkung von Kava-Kava mit anderen Naturheilmitteln verbunden wurde, weiß ohnehin nur der Fachmann in der Apotheke, welches für Sie in Frage kommt. Lassen Sie sich daher vor dem Kauf eines Kava-Kava-Präparats noch zusätzlich vom Apotheker beraten.

**Kurzlegende:**

DRA = Dragees
KAP = Kapseln
TAB = Tabletten
FTA = Filmtablette
TRO = Tropfen
LOE = Lösung
IFL = Injektionsflasche
DIL = homöopathische Verschüttelung in Tropfenform
GLO = Globuli, homöopathische Streukügelchen
AMP = Ampullen

## Monopräparate Kava-Kava

| Produktname | Medikamentenform | Hersteller |
|---|---|---|
| Aigin | DRA | Hevert |
| Aigin-Kava | TRO | Hevert |
| Ardeydystin forte | DRA | Ardeypharm |
| Cefakava 150 | FTA | Cefak |
| Eukavan | KAP | Duopharm |
| Fortinox Kava-Kava | TRO | PP Pharma Logisti |
| Ka-Sabona | KAP | Sabona |
| Kava v. ct | KAP | ct Arzneimittel |
| Kava-Phyton | DRA | Merckle |
| Kava-ratiopharm | KAP | ratiopharm |
| Kava-ratiopharm forte 120 mg | KAP | ratiopharm |
| Kavacur | DRA | Biocur Arzneimittel |
| Kavaform N | KAP | Klinge Pharma |
| Kavasporal Forte | KAP | Müller, Göppingen |
| Kytta-Kava | DRA | Merck Produkte |
| Limbao 120 | KAP | Kanoldt |
| Nervonocton N | DRA | A. Pflüger |
| Neuronika | KAP | Klinge Pharma |

## Kombipräparate Kava-Kava

| Produktname | Medikamen-tenform | Hersteller |
|---|---|---|
| Bilicura Forte | DRA | Müller, Göppingen |
| Cysto Fink | KAP | Smithkline |
| Hewepsychon duo | TRO | Hevert |
| Hyposedon N | TRO | Harras |
| Kavain Harras plus | KAP | Harras |
| Kavosporal comp. | DRA | Müller, Göppingen |
| Phyto Geriatrikum Tri-S-Zym | DRA | Wira |
| Somnuvis S | DRA | Mauch |
| Somnuvis S | DRA | Foliapharm |
| Valeriana comp. SL | DRA | Hevert |

# Homöopathische Kava-Kava-Präparate

| Produktname | Medikament | Mono / Kombi | Hersteller |
|---|---|---|---|
| Aconitysat | LOE | Kombi | Ysatfabrik |
| Dr. Karstens Tropfen | TRO | Kombi | Wira |
| Fcpl 55 Ferrum Phosphoricum | TAB | Kombi | Mauch |
| Frühlingstropfen | TRO | Kombi | Anthroposan |
| Hevertoval mono | TRO | Mono | Hevert |
| Hewecor | TRO | Kombi | Hevert |
| Kava-Kava | KAP | Mono | Diamant Natuur |
| Kava-Kava | TAB | Mono | Diamant Natuur |
| Kava-Kava Lorscher Klostertropfen | DIL | Mono | Bärenstein Pharma |
| Kava-Kava Urtinktur | DIL | Mono | Diamant Natuur |
| Kava-Kava Vegicaps | KAP | Mono | Bärenstein Pharma |
| Magen-Tabletten | TAB | Kombi | Kremer |
| Mate Afraplex | TRO | Mono | Aframed |
| Metakaveron | TRO | Kombi | Fackler |
| Metaossylen | TRO | Kombi | Fackler |
| Metaossylen plus | TRO | Kombi | Fackler |

| Produktname | Medikament | Mono / Kombi | Hersteller |
|---|---|---|---|
| Phosphorus Nr. 71 | TAB | Kombi | Kremer |
| Piper methysticum $D_2$, $D_3$ | DIL | Mono | Deutsche Homöopathie Union (DHU) |
| Piper methysticum | DIL | Mono | DHU |
| Piper methysticum | TAB | Mono | DHU |
| Piper methysticum | GLO | Mono | DHU |
| Piper methysticum | AMP | Mono | Staufen |
| Piper methysticum-Urtinktur D1 | DIL | Mono | DHU |
| Piper methysticum-Injeel | AMP | Mono | Heel |
| Regenaplex Nr. 91d | TRO | Kombi | Regenaplex |
| SC+10 FO | TAB | Kombi | Woerwag |
| Spemann Komplex Nr. 20 Ekzem | TRO | Kombi | Spemann |
| Vertigo | TAB | Kombi | Hevert |
| Zincum val. Plus | AMP | Kombi | Hevert |
| Zincum val. Plus 100 ml | IFL | Kombi | Hevert |
| Zincum val. Plus 50 ml | IFL | Kombi | Hevert |

# Register